Guía de su

Guía de supervivencia para padres novatos

© 2013-2014 Bruno Nievas

brunonievas.com

Prohibida su copia o difusión ilícita por cualquier medio. Esta obra trata de ayudar a los padres y por supuesto a sus hijos y ha sido editada por su autor a un precio muy bajo para que cualquiera pueda acceder a ella de forma económica. Si crees que es de utilidad te agradezco que comentes o compartas su existencia pero por favor recomendando su compra, pues es la única forma de que el autor pueda seguir creando contenidos que puedan contribuir a mejorar la salud de nuestros hijos. Que es, al fin y al cabo, de lo que trata este texto. Gracias por ayudarle y gracias por ayudar a otros padres.

El autor

Bruno Nievas es médico pediatra y ha trabajado en medicina pública y privada, hospitalaria y ambulatoria. Posee una dilatada experiencia en divulgación en programas de televisión y de radio de ámbito nacional, blogs y con revistas de tirada nacional como Mi Pediatra. Dirige la web notodoespediatria.com, es autor de varios libros de pediatría para padres y de una aplicación pediátrica para dispositivos iOS. También ha escrito dos novelas que han sido bestsellers (*Realidad Aumentada* y *Holocausto Manhattan*) y un relato corto (*Sin luz al final del túnel*) que en 2014 será llevado al cine. Actualmente está terminando su tercera novela.

Si deseas saber más acerca de sus proyectos o contactar directamente con él, puedes hacerlo a través de su web brunonievas.com o de su blog notodoespediatria.com. También lo tienes a tu disposición en Facebook o en Twitter (@BrunoNievas).

Contenidos

Guía de supervivencia para padres novatos............ 6
1. El recién nacido normal. 10
   1.1. Aspecto y desarrollo. *12*
      Aspecto normal del recién nacido *13*
      Desarrollo neurológico del recién nacido.......... *20*
      Desarrollo neurológico dos primeros meses *26*
      El sueño en los primeros meses *30*
      El llanto. Cómo saber lo que quiere el niño. *33*

   1.2. Alimentación.. *36*
      Lactancia materna *37*
      Problemas que pueden complicar la lactancia materna *44*
      Lactancia artificial *47*
      Deposiciones en el recién nacido...................... *54*

   1.3. Primeros cuidados, prevención y signos de alerta... *56*
      Higiene en el recién nacido. El baño. *57*
      Cuidados del cordón umbilical.......................... *60*
      Ropa en el recién nacido.................................. *63*
      Paseos en los recién nacidos. *66*
      Seguridad en el entorno cercano del recién nacido... *68*
      Signos de alerta en recién nacidos y lactantes. .. *72*
      Prevención de la muerte súbita......................... *78*

2. Problemas frecuentes en recién nacidos. 81
2.1. Síntomas habituales. *84*
Tos y estornudos.. *85*
Los mocos. *89*
Los gases y los cólicos. *94*
El hipo.. *99*
Las bocanadas y los reflujos. *101*
Estremecimientos o temblores. *106*
Ictericia o color amarillento del recién nacido. *108*

2.2. Manchas, dermatitis, tumoraciones y lesiones en la piel. *113*
Manchas en la piel. *114*
Erupción en la cara o eritema tóxico............... *123*
Acné en el recién nacido.................................. *125*
Dermatitis del pañal. *127*
Infecciones por hongos. Candidiasis................ *131*
Infección del cordón umbilical (onfalitis)........ *134*
Hernia en la zona inguinal. *138*
Hernia umbilical.. *141*
Aumento de las mamas o telarquia prematura. *144*

2.3. Problemas en la cabeza y en el pelo. *145*
La costra láctea (o dermatitis seborreica)........ *146*
Zonas de calvicie en el pelo. *149*
Cabeza deformada por el parto. *Caput sucedaneum* y cefalohematoma. *151*
Cabeza grande o macrocefalia......................... *155*
Otras alteraciones de la forma de la cabeza (o craneosinostosis). *157*

2.4. Problemas en los ojos. **160**
Conjuntivitis en el recién nacido. *161*
Ojo bizco (o estrabismo). *165*
Lagrimeo continuo (sospecha de obstrucción del lagrimal). *168*

2.5. Problemas con la alimentación. **171**
Intolerancia a las proteínas de la leche de vaca. *172*
Alergia a las proteínas de la leche de vaca. *175*
Estreñimiento en recién nacidos y lactantes. *179*

2.6. Problemas en huesos, nervios y músculos. **184**
Luxación de caderas. *185*
Fractura de clavícula. *189*
Parálisis braquial o del brazo. *191*
Tortícolis o contracturas del cuello. *194*
Parálisis facial o de los músculos de la cara. *196*

2.7. Problemas en los genitales. **199**
Fimosis en niños. *200*
Adherencias vulvares (sinequias de labios menores en niñas). *202*
Testículo no descendido (criptorquidia en niños). *204*

2.8. Otras dudas frecuentes. **208**
La fiebre en los recién nacidos. *209*
Hallazgo de un soplo cardíaco inocente. *214*

Guía de supervivencia para padres novatos

Un recién nacido siempre es una fuente de alegría pero también de incertidumbre. Desde antes del parto los padres ya adquieren una responsabilidad que puede ser fuente de ansiedad, planteándose si lo harán bien. El objetivo de esta guía es ayudar a los padres desde antes del parto para que puedan aprender qué pueden esperar de su futuro hijo, y ser un manual de consulta para afrontar los problemas que pueden surgir una vez que ya tienen a su hijo con ellos.

Unos padres tienen que disfrutar con su hijo y bastan unas cuantas premisas y sentido común para hacer las cosas con sensatez. Es imposible acertar siempre, por supuesto, y unos padres deben asumir desde el primer día que van a cometer errores. Sin embargo, el sentido común y el uso de esta guía harán que esos errores sean menos frecuentes. A la larga, nadie conocerá a sus hijos mejor que ellos. Mientras, es conveniente recordar que a veces basta con reflexionar las cosas antes de actuar para reducir las posibilidades de cometer un error a la hora de tomar una decisión.

En la primera mitad de este libro se explica el aspecto normal de un recién nacido, su desarrollo neurológico inicial y cómo se adapta y reacciona el niño a su nuevo entorno. Se trata el sueño y cómo generar buenos hábitos de este y, por supuesto, cómo interpretar el llanto del bebé para saber qué es lo que quiere o necesita. También se detalla la lactancia materna y artificial y cómo evolucionan las deposiciones, sin olvidar la higiene, los cuidados del cordón umbilical, la ropa, los paseos, la seguridad y la prevención de accidentes. Y algo que pocos padres conocen, los signos de alerta más fiables que de verdad pueden avisar de que algo no marcha bien, y consejos para conocer y prevenir la temida muerte súbita.

En la segunda mitad se relatan los problemas, dudas o motivos de consulta más frecuentes como la presencia de gases, bocanadas, temblores, tos, mocos o incluso la ictericia. De la piel se explican las principales manchas o marcas, las dermatitis, las infecciones o las lesiones como posibles bultos, tumoraciones e incluso hernias. De la cabeza se comentan las deformidades del cráneo, su tamaño o los problemas en el pelo como la costra láctea o la calvicie. De los ojos se explican los ojos bizcos, las conjuntivitis o por qué a veces no dejan de lagrimear. A nivel digestivo se tratan las intolerancias y los estreñimientos. A nivel osteomuscular, las posibles lesiones de brazos, clavículas, caderas e incluso parálisis de nervios. En los genitales, las adherencias de los labios en las niñas y la fimosis y la ausencia de testículos en niños. Por último se explican cuadros como la fiebre, poco habitual en estos niños, o los llamados «soplos» en el corazón.

Esta guía está realizada con información científica avalada por autores de prestigio y por las sociedades americana y española de pediatría, pero también basada en mi experiencia personal de quince años tratando con niños, en la que he aprendido que no todo viene en los libros y que, en la mayoría de las ocasiones, el miedo y la incertidumbre se solucionan con información, pura y simple información explicada de forma sencilla.

Espero que esta guía proporcione las herramientas necesarias para que los padres aparquen su incertidumbre y afronten la llegada de su hijo con la mayor alegría posible. Y que, cuando aparezcan esos cuadros inevitables que forman parte de la vida como son los mocos, los gases o la tos, los padres sepan no solo qué son, sino cómo afrontarlos y hasta cómo prevenirlos para que el impacto sea lo menor posible. Y que conozcan todos los aspectos posibles de su futuro hijo, desde interpretar el llanto hasta sus deposiciones. Con eso, solo espero ofrecerles tranquilidad. La tranquilidad de que lo están haciendo bien y de que su principal misión con respecto a su hijo es disfrutar. Ojalá lo consiga.

Bruno Nievas.—

1. El recién nacido normal.

Una de las cosas que más preocupa a los padres es saber cómo reconocer que su hijo es normal y qué pueden esperar de él en las primeras semanas de su vida. En estos primeras temas se explica el aspecto normal de un recién nacido desde la cabeza hasta los pies, el desarrollo neurológico inicial y el de los dos primeros meses de vida, cómo se adapta el niño a su nuevo entorno y cómo reacciona a él. También se detalla cómo es el sueño durante este periodo inicial de su vida y cómo generar un buen hábito para que a la larga no suponga un problema. Y, por supuesto, se detalla cómo es el llanto y cómo interpretarlo, ya que es la única forma que tiene un recién nacido de comunicarse con sus padres.

Posteriormente se trata la alimentación, materna o artificial, y por supuesto cómo evolucionan las deposiciones durante las primeras semanas. También se tratan aspectos de higiene y cuidados del cordón umbilical, algunas nociones sobre la ropa, los paseos, la seguridad y la prevención de accidentes. Y muy importante, los signos de alerta que nunca debemos olvidar y que nos pueden avisar de que algo no marcha bien en los pequeños, y consejos para conocer y prevenir la temida muerte súbita.

1. El recién nacido normal.

1.1. Aspecto y desarrollo.

Aspecto normal del Recién Nacido.

Desarrollo neurológico del recién nacido.

Desarrollo neurológico durante los dos primeros meses.

El sueño en los primeros meses.

El llanto. Cómo saber lo que quiere el niño.

1. El recién nacido normal. 1.1. Aspecto y desarrollo.

Aspecto normal del recién nacido

Una de las primeras inquietudes de unos padres consiste en saber si su recién nacido es normal o tiene algún defecto aparente. Son muchas las dudas que surgen durante las primeras horas, relacionadas con el aspecto del bebé. En este primer capítulo se explican las características principales de un recién nacido normal y lo que unos padres pueden encontrarse.

Piel

La piel es de color rosado, caliente al tacto y suave, aunque puede mostrar aspecto un poco seco o descamado los primeros días. No es extraño ver una especie de dibujo superficial en forma de red, que se denomina *cutis reticular*, y que se produce por lo general como respuesta a los cambios de temperatura. Esa *cutis reticular* es transitoria y normal siempre que el niño no tenga fiebre ni mal color. Durante los primeros días de vida se pueden ver aparecer erupciones cutáneas leves y transitorias como el llamado *eritema tóxico*, cuadro que se explica más adelante pero que es normal y que desaparece espontáneamente. En ocasiones se aprecia algún *hemangioma*, formaciones de color rojo que sobresalen de la piel y que desaparece en los primeros años de vida. Si son grandes, deben ser revisados por un cirujano infantil o un dermatólogo. También se explican con más detalle más adelante.

Cabeza, ojos, cara y cuello

La **cabeza** al nacimiento puede estar algo deformada (alargada, habitualmente) si el parto ha sido vaginal. Se pueden palpar algunas masas blandas en el cuero cabelludo por la inflamación del parto, pero que también desaparecen en pocos días. La fontanela anterior (o mollera, como la llama mucha gente) es una zona blanda situada por encima de la frente: se palpa fácilmente, es de consistencia blanda y tiende a aumentar algo tras el parto. A veces presentan otra igual pero más pequeña en la parte más trasera de la cabeza.

Los **ojos** pueden estar inflamados los primeros días de vida. Cuando se les protege de la luz o se les da de mamar suelen abrirlos y pueden verse pequeños sangrados en las conjuntivas como consecuencia del parto. A veces se observa un quiste en la cola de una ceja que suele ser remitido al cirujano infantil.

La **cara** suele estar inflamada al nacimiento pero debe ser redondeada y simétrica. Las orejas están a la altura de los ojos. Si se evidencian apéndices o masas por delante de ellas el pediatra suele solicita una ecografía para descartar anomalías que a veces se pueden asociarse pero que en la mayoría de las ocasiones no están presentes. En la boca el tacto debe ser húmedo, el paladar no debe tener fisuras ni debe haber masas bajo la lengua, aunque sí pueden encontrarse pequeños quistes en el paladar blando o en las encías, que desaparecen pronto. En caso de encontrar algún diente al nacer, normalmente se aconseja su extirpación para que no se los traguen. Se pueden apreciar manchas color salmón claro en la frente, párpados (llamados de forma popular «beso del ángel») o en la nuca (llamados «picotazo de la cigüeña») que suelen blanquear a la presión y que son angiomas planos, inocuos, que suelen desaparecer entre el primer o segundo año de vida, aunque algunos pueden permanecer algo más.

Lo normal es que el recién nacido no tenga masas ni bultos en el **cuello** y que lo movilice sin dificultad. En caso de no ser así debe ser visto por el pediatra para descartar tumoraciones, quistes o hasta una tortícolis congénita, producida durante el parto, y que también se explica más adelante.

Tórax, espalda, abdomen y cordón umbilical

El **tórax** del recién nacido debe ser simétrico y moverse armoniosamente con la respiración. Los recién nacidos respiran más rápido que los adultos pero no se les deben marcar las costillas al hacerlo. Se puede palpar un nodulito justo en la zona de las mamilas ya que normalmente los recién nacidos tienen algo de tejido mamario por el paso de hormonas maternas. A veces, el nódulo es grande o dura varias semanas y debe ser controlado por el pediatra. Cuando esto sucede se denomina *telarquia prematura*, un tema que se detalla más adelante. No es raro ver incluso hasta un poco de secreción de leche durante los primeros días, llamada de forma popular «leche de brujas».

La **espalda** debe ser lisa y simétrica. Puede haber un poco de vello, corto y suave, que se denomina «lanugo« y que puede estar presente en otras zonas del cuerpo. En la región inferior, cerca de los glúteos, puede apreciarse a veces una mancha azulada llamada «mancha mongólica», sin relación con ninguna enfermedad ó síndrome, que suele desaparecer sin más con el tiempo, y que se explica con detalle en otro capítulo.

El **abdomen** o barriga del bebé debe ser redondeada y simétrica. Los primeros días se puede apreciar una pequeña separación entre los músculos rectos anteriores, los situados por encima del ombligo, incluso con una pequeña hernia entre ellos. Generalmente es normal y suele desaparecer en pocas semanas. Lo mismo cabe decir de las hernias umbilicales, que se explican también más adelante. La mayoría remiten espontáneamente y no se aconsejan los ombligueros ni los esparadrapos.

El **cordón umbilical** debe estar siempre limpio y bien seco y no debe sangrar ni oler mal. Se suele caer entre los siete y los quince días y tras la caída puede manchar un poquito el pañal con unas pocas gotas de sangre. Más adelante se explican los cuidados del cordón umbilical y, en otro tema posdterior, los signos de una posible infección, denominada *onfalitis*.

Extremidades

Las extremidades deben ser simétricas y el niño debe movilizarlas sin dificultad. En caso de que el niño no mueva los **brazos** por igual se debe consultar para descartar una fractura de la clavícula o una parálisis del plexo braquial (véanse ambos más adelante), a veces producida en el parto. También pueden encontrarse pequeños dedos supernumerarios que deben ser vistos por el cirujano infantil.

Las **piernas** pueden estar ligeramente incurvadas o con los pies doblados hacia dentro (pies zambos) o hacia fuera. Si la posición de estos se rectifica fácilmente (incluso por el propio bebé al estimularle el canto del pie) no hay que preocuparse pero siempre bajo supervisión del pediatra. La posición de las piernas, denominada *genu varo*, es transitoria y va cambiando con el tiempo.

Genitales

En los **niños**, al nacimiento el área testicular suele estar algo inflamada por retención de líquidos.

Deben palparse los testículos, aunque a veces esto es difícil y pueden tardar incluso meses en descender y palparse bien. En esos casos conviene realizar seguimiento por el pediatra. A veces hay pequeños quistes en el prepucio —la parte superior del pene— que carecen de importancia. Sin embargo, el orificio urinario sí debe estar en el centro. Si está por arriba (*epispadias*) o por abajo (*hipospadias*), debe ser visto por el pediatra o el cirujano infantil. Es normal que exista un cierto grado de fimosis, que en la mayoría de los casos suele ir remitiendo gradualmente, a veces ayudando un poquito con retracciones suaves durante el baño pero sin forzar nunca. Si no es así, debe ser valorado por el pediatra o el cirujano infantil. La fimosis se explica con detalle más adelante.

En las **niñas** a veces puede verse un clítoris algo aumentado de tamaño o incluso un poco de secreción mucosa que se produce por paso de hormonas maternas y que desaparece en poco tiempo. Los labios mayores suelen cubrir a los menores y a veces se pueden apreciar pequeñas adherencias en los labios menores (véase capítulo) que se suelen quitar sin dificultad.

1. El recién nacido normal. 1.1. Aspecto y desarrollo.

Desarrollo neurológico del recién nacido

Se considera periodo de recién nacido a los primeros treinta días de vida. Y para un adecuado desarrollo psicomotor es fundamental el entorno del niño. Durante el primer mes de vida el niño interacciona poco con el medio, pero es capaz de responder a gran cantidad de estímulos. Con unas pocas premisas se puede asegurar que recién nacido que está cuidado y satisfecho en lo que se refiere a su nivel de desarrollo.

Desarrollo inmediato tras el parto

Los recién nacidos tienen lo que se llama «hipertonía fisiológica», es decir, nacen con los brazos y los pies encogidos, de forma que tienen la postura en forma de libro semiabierto. Los puños suelen estar cerrados, aunque es fácil abrírselos. Debe mover bien ambos brazos y piernas. Ocasionalmente emite algún gemido o sonido y reacciona a los sonidos, especialmente los muy sonoros o bruscos. También es normal que estornude ocasionalmente, para liberar secreciones y mocos, algo a lo que se le puede ayudar con fisioterapia respiratoria suave y lavados de las fosas nasales con suero salino. A los pocos días de vida ya comienza a distinguir luces y bultos y distinguir sonidos, por lo que puede responder a la cara y a la voz de los padres.

Hacia las tres semanas de vida empieza a tener un atisbo de sonrisa, que inicialmente será de satisfacción (tras las tomas, por ejemplo) y luego social (al ver u oír a los padres, por ejemplo). Normalmente los recién nacidos (y más conforme se acercan al mes de vida) suelen reaccionar con los ruidos bruscos, se tranquilizan en brazos de los padres, empiezan a fijar la mirada en puntos de interés (como la cara de la madre) y suelen empezar a levantar la cabeza cuando se les pone boca abajo.

Visión en el recién nacido.

La visión es casi nula durante los primeros días de vida, por inmadurez del sistema nervioso. A los pocos días de nacer ya distinguen bultos, y dada la rápida evolución del desarrollo visual, en caso de existir defectos congénitos como cataratas, es muy oportuna su detección y tratamiento precoz, incluso en las primeras semanas de vida. Lo normal es que el niño tenga los ojos simétricos, incluidas las pupilas, que han de ser de color negro y brillantes, aunque sí es habitual que los recién nacidos no alineen correctamente los ojos, lo que suele corregirse espontáneamente en pocas semanas (véase estrabismo más adelante). En los casos de algunos prematuros y en niños que han padecido determinadas infecciones al nacer o durante el embarazo sí conviene que pasen revisión por el oftalmólogo. Normalmente en estos casos los pediatras que han tratado a estos niños suelen hacer directamente la indicación de la revisión.

Sueño en el recién nacido

Durante la vida intrauterina, el feto pasa la mayor parte del tiempo durmiendo, y es lo que continuará haciendo tras el nacimiento. En los primeros momentos tras el parto el recién nacido se muestra alerta y preparado para la interacción con el medio, por lo que permanece con los ojos abiertos, orientados fundamentalmente a estímulos luminosos y auditivos. Este primer periodo de interacción social tiene una duración aproximada entre treinta minutos y dos horas, permaneciendo despiertos y con bastante actividad, y se sucede de un periodo de somnolencia que puede durar entre seis y ocho horas.

A partir de este momento, el recién nacido dormirá entre dieciséis y veinte horas al día, alternando fases de sueño de una a cuatro horas seguidas de una a dos horas de vigilia: es lo que se conoce como el «ciclo vigilia-sueño». Aunque cada niño es diferente, por lo general los recién nacidos se despiertan cada tres o cuatro horas durante la noche reclamando alimento, dependiendo también del tipo de alimento (leche materna o biberón). No es necesario despertar al bebe para alimentarl, salvo recomendación expresa del pediatra, que suele hacerse en los casos de bajo peso o mala ganancia de peso. Sin embargo, en esta etapa inicial no es recomendable que el recién nacido duerma más de tres a cuatro horas seguidas durante el día para así facilitar la lactancia materna.

Temperatura del recién nacido

El bebé tiene la misma temperatura que los adultos, así que como regla general, si la madre pasa frío o calor, él también lo hará, así que no se debe abrigar en exceso en verano pero tampoco en invierno. El niño estará cómodo llevando más o menos la misma proporción de ropa que lleve la madre (véase capítulo sobre la ropa más adelante). Tampoco hay que obsesionarse con ponerle el termómetro continuamente al pequeño, pues es muy raro que un menor de un mes tenga fiebre. Los signos de alerta de una infección (que se explican con más detalle más adelante) suelen ser la presencia de irritabilidad, llanto persistente que no cede, mal color o mal tono, entre otros.

Factores de riesgo para un mal desarrollo

Entre los factores de riesgo que pueden afectar al desarrollo psicomotor durante el primer mes de vida está cualquier proceso que haya podido afectar durante el embarazo o el parto como las infecciones, los partos complicados o la prematuridad. Entre los factores que podrían comprometer el desarrollo están las infecciones, los traumatismos (especialmente en la cabeza) o los ambientes familiares tensos, pues se genera un clima poco agradable para el niño que no invita al estímulo. Tras el parto es fundamental procurar al niño entornos agradables, tranquilos y fomentar la presencia de estímulos suaves, en moderado número y que inviten a la tranquilidad y al sosiego, nunca al hiperestímulo y la sobreexcitación del niño.

1. El recién nacido normal. 1.1. Aspecto y desarrollo.

Desarrollo neurológico durante los dos primeros meses

La etapa de desarrollo del niño durante los dos primeros meses es una etapa fundamental del desarrollo neurológico y del crecimiento físico del recién nacido que pasa a la etapa de lactante, donde aún tiene muchas vulnerabilidades propias de su aún escaso desarrollo a nivel neurológico, motor y de su sistema inmunitario. En esta etapa sigue siendo fundamental la alimentación con leche materna, intentando dar fórmula artificial solo en los casos en los que sea imposible llevar a cabo la lactancia materna. Esta etapa se caracteriza por un crecimiento muy rápido en el que además el niño aprende a alimentarse y dormir fuera del útero materno y empieza a adquirir las bases para la interacción social.

Desarrollo físico

Aunque los recién nacidos pueden perder un 10% de su peso al nacer (por pérdida de líquido, sobre todo) este es un período de enorme crecimiento, de hecho, es el de mayor tras el parto, nunca en su vida volverá a crecer tan rápidamente como en esta etapa. La leche materna es fundamental y por ello el niño aprende rápidamente a succionar el pecho. Durante el primer mes de vida el niño puede ganar unos treinta gramos al día. Aunque el niño apenas ve los primeros días es cierto que se va adaptando y reconociendo el entorno y que termina girando la cabeza al oír el sonido de la voz de la madre. Los primeros días el niño duerme de forma uniforme a lo largo de todo el día para posteriormente concentrar de forma más definida los períodos de sueño y vigilia. Poco a poco concentrará el máximo de horas de sueño por la noche. Si se juega con ellos más durante el día, el niño tenderá a dormir más durante la noche.

Desarrollo intelectual

Los estímulos visuales, sonoros, táctiles, olfativos y auditivos van preparando al niño para el aprendizaje posterior. Además va aprendiendo a reconocer distintos patrones como el de la sonrisa o el de determinados sonidos que pueden ayudar a tranquilizarlos.

Desarrollo emocional

El niño es completamente dependiente a esta edad y la presencia de un adulto le proporciona tranquilidad. Parece que existe una relación entre satisfacer sus necesidades y darles cariño a esta edad y una menor incidencia de agresividad en edades posteriores. Incluso podría darse que el mayor contacto materno hace que posteriormente lloren menos. También es importante llegar a un equilibrio en la alimentación y los horarios de forma que se mantengan unos ciertos horarios pero de forma flexible y atendiendo a las demandas del niño, que no debe relacionar sufrimiento con alimentación.

Papel de los padres

Es importante lograr un adecuado ritmo de sueño y alimentación en el niño pero sin que esto suponga un estrés añadido. Conseguirlo alivia parte del estrés del nacimiento y la responsabilidad que conlleva. Es muy importante que la madre supere la leve depresión postparto que de forma natural sucede a este evento. Si transcurridas unas semanas continúa la sensación de tristeza o incapacidad puede ser conveniente buscar ayuda profesional ya que si en algunos casos (pocos) puede convertirse en un serio problema si el cuadro es grave.

1. El recién nacido normal. 1.1. Aspecto y desarrollo.

El sueño en los primeros meses

El sueño

El sueño no se produce de manera uniforme, se pueden distinguir dos tipos de fases cuando se da, de forma que en unas se sueña y se mueven los ojos (las denominadas «fases REM») y en otras se descansa profundamente, sin tener sueños (denominadas «fases No REM»). A lo largo del desarrollo del pequeño el sueño no será uniforme, sino que irá variando en el número de estas fases que presenta, su duración y la distribución de las horas de descanso a lo largo del día. Lo normal es que entre las seis semanas y los siete meses de vida vayan desarrollando un patrón de sueño más o menos consolidado, que posteriormente podrá seguir variando en función de múltiples factores. El proceso de dormir es un hábito, una costumbre, que al igual que otras requiere un correcto aprendizaje, como comer, jugar o relacionarse con el entorno.

Hábitos saludables de sueño

Conseguir que el niño adquiera hábitos adecuados a la larga para el sueño exige paciencia pero no es complicado. Con tiempo y cariño se puede conseguir que el bebé duerma de forma adecuada, sobre todo si se tienen en cuenta una serie de aspectos. Lo primero es huir siempre del uso de medicamentos que favorezcan el sueño. No solo no son recomendables porque pueden ser perjudiciales para el niño sino que además no crean el hábito adecuado. Si alguna vez necesitara medicación para tratar de una u otra forma el problema, esta debe ser siempre pautada por el pediatra o por cualquier otro especialista cualificado. A veces sí puede ser útil el uso de preparados que venden en farmacias y que realmente son infusiones bastante inocuas.

Mucho más útiles son determinadas conductas de los padres que sí se han mostrado efectivas. Así, es fundamental que ambos padres se muestren tranquilos y seguros ante el niño. Esta actitud transmite seguridad y confianza incluso a los lactantes y ayuda a que se relajen con mayor facilidad al percibir un ambiente de tranquilidad que favorece la aparición del sueño. Por otro lado, instaurar rutinas como cantar una canción o contar un cuento durante los diez ó veinte minutos previos a acostar al niño, hacen que este vaya adquiriendo la asociación entre dicha rutina y la hora de dormir, y la transición sea más suave y esperada por el propio niño. Con esto lo que se consigue es crear un ambiente de relajación que favorezca el sueño y su finalidad no es dormir completamente al niño, pues esto ha de lograrlo el solo. A veces son determinados elementos u objetos los que transmiten esa sensación de tranquilidad, seguridad y relajación al niño. Estos pueden ser un peluche, el chupete o incluso una luz o una lámpara pequeña, que le pueden acompañar incluso durante toda la noche, pues estarán ahí si se despierta y le transmitirán seguridad y relajación.

Un aspecto importante es que los padres abandonen el cuarto del niño mientras está aún despierto, sobre todo cuando el niño ya tiene unas cuantas semanas de vida. Con esto lo que se consigue es que si el niño se despierta durante la noche, normalmente reclamará las mismas circunstancias que estaban presentes en el cuarto cuando se durmió, de manera que si se duerme solo, sin la presencia de los padres, normalmente volverá a hacerlo si se despierta a mitad de la noche.

1. El recién nacido normal. 1.1. Aspecto y desarrollo.

El llanto. Cómo saber lo que quiere el niño.

Qué puede significar el llanto

Los niños pequeños lloran para manifestar cualquier deseo o necesidad. El llanto es la forma normal de expresarse de los lactantes y es una forma, a veces explosiva, de demandar atención por parte de los padres. El llanto por **hambre** suele ser un llanto más o menos brusco e intenso que lógicamente se calma con la succión. Se aprende a reconocerlo enseguida, pues ocurre cada tres horas aproximadamente, y pronto la madre incluso se anticipa a él. El llanto por **sueño** suele ser más cansino, es más "de queja", con menos grito, y normalmente se apacigua cogiendo al niño o meciendo la cuna mientras se le habla o canta algo. Hay más información sobre el sueño en esta entrada. El llanto por tener **sucio el pañal** es ligeramente más molesto y es fácil de averiguar y solucionar en pocos minutos, siempre que tengamos una muda preparada y podamos cambiarle. A veces el niño llora porque lo que quiere es **cariño**, aunque solo tenga días de vida. El niño estará siempre más cómodo en brazos de la madre, succionando o recibiendo caricias o palabras de cariño, aunque tampoco conviene acostumbrarlo a esa situación, pues entonces la demandará con facilidad.

Llanto por cólicos del lactante

Aunque el tema de los gases se explica con detalle más adelante, conviene conocer que en la mayoría de los casos los episodios de llanto por este motico se pueden controlar a la larga con una serie de medidas encaminadas a la prevención. Se intenta recomendar que el niño tome despacio y que no trague gases ni con la tetina (procurando que no entren) ni con el pecho (alineando bien el pezón y no dejando al niño demasiado tiempo). También es recomendable que haga una pausa breve a mitad de toma y que expulse gases si es posible. Una vez finalizada la toma se debe insistir mucho en que expulse los gases hasta varias veces.

Durante los episodios de llanto suele ayudar mucho mantener al niño en movimiento continuo (paseos, palmadas suaves en la espalda) ya que con eso se facilita la movilización de los gases. También pueden ayudar los masajes abdominales suaves (nunca tras la toma, para que no la vomite), con el mismo fin. A veces le calma cogerle boca abajo, con las manos de la madre o el padre sobre el abdomen, para que se facilite el tránsito de aire. A veces lo que ayudan son los masajes circulares suaves sobre el abdomen, o flexionando de forma suave las piernas del recién nacido sobre su propio abdomen. Si tras aplicar las medidas para aliviar el dolor de los cólicos por gases pasa el tiempo y el niño no se calma se debe consultar siempre a un pediatra pues a lo mejor el llanto es por otra causa.

Llanto por dolor

Otro de los motivos por los que puede llorar el niño es por episodios de dolor. A veces esto se debe a un arañazo que se ha hecho él mismo, por la presencia de un pelo en el ojo o porque algo de ropa le apriete, por ejemplo. En otras ocasiones el llanto puede esconder causas más severas que deben ser estudiadas, por lo que si se han descartado los motivos más habituales y a pesar de ello el niño sigue llorando, sobre todo a pesar de cogerlo en brazos, se debe acudir a un pediatra.

1. El recién nacido normal.

1.2. Alimentación.

Lactancia Materna.

Problemas que pueden complicar la lactancia materna.

Lactancia artificial.

Deposiciones en el recién nacido.

1. El recién nacido normal. 1.2. Alimentación.

Lactancia materna

La lactancia materna es el alimento fundamental para el recién nacido, siendo además casi insustituible durante los seis primeros meses de vida al niño. Uno de sus mayores beneficios es que ayuda al desarrollo cerebral del niño, pero también fomenta la relación y el vínculo afectivo entre madre e hijo; se adapta a las necesidades del niño, ya que su composición va variando conforme avanza el tiempo e incluso dentro de cada toma; otorga protección frente a muchas enfermedades, por paso de anticuerpos de la madre al niño; también protege frente a procesos como alergias, asma o la muerte súbita del lactante; por último, tiene menos riesgo de sufrir contaminación bacteriana o por otros gérmenes que los biberones preparados con leche artificial.

Las mejores profesionales para resolver la mayoría de las dudas suelen ser las matronas, que además suelen estar muy accesibles, especialmente en los centros de salud donde disponen de ellas. Con las matronas es fácil no solo resolver dudas sino comprobar si se hacen bien las tomas (suelen observar la técnica de la toma en las madres con problemas) y por supuesto asistir a grupos o charlas de ayuda que se organizan en los mismos centros de salud.

Cuándo empezar

Se puede iniciar en el postparto inmediato, nada más nacer el niño. Es un momento que además favorece el estrechamiento del lazo madre-hijo y que puede ser muy bueno, ya que un rato después tanto la madre como el niño entrarán en un estado de somnolencia que es consecuencia del esfuerzo realizado por parte de ambos durante el parto. En ese período será más difícil que el recién nacido inicie la lactancia.

Técnica de la toma

A la hora de dar el pecho es muy importante que la madre y el niño estén sentados de forma cómoda, de manera que la cabeza del niño esté enfrentada de forma natural a la mama, y poder coger la areola con la boca sin dificultad, englobando el pezón en su totalidad. El niño debe estar cómodo, cerca del pecho y poder succionar sin realizar demasiado esfuerzo.

Horarios de las tomas

En general se recomienda no seguir horarios rígidos y adaptarse a las necesidades del niño. Estas serán muy variables durante los primeros días, pero luego se irán regularizando de forma espontánea, lo cual será fundamental para que la madre pueda realizar sus actividades cotidianas. Al principio el niño vaciará rápidamente el contenido de su estómago y por ese motivo pedirá con mayor frecuencia. Esto también es bueno para que la madre tenga leche, pues la succión del pezón genera la secreción de *prolactina*, que es la hormona que permite que se sintetice más leche. Al cabo de unos días las tomas se irán espaciando de forma natural, hasta alcanzar las tres o cuatro horas de separación con el tiempo. Sobre las tres semanas de vida el niño comenzará a realizar el inicio de la pausa nocturna, comenzando a dormir varias horas seguidas por la noche sin problema.

Duración de las tomas

Este es otro aspecto que varía mucho en función de cada niño. En general se considera que con tomas de diez a quince minutos debería de ser suficiente para que el niño vaciara el pecho, aunque depende no solo del niño sino de la edad, ya que los niños que van siendo mayores lo vacían en menos tiempo. En cada toma se pueden ofrecer ambos pechos o bien alternar uno en cada toma, lo importante es que se consiga un buen vaciado del pecho, ya que ese es el estímulo para seguir teniendo leche. También es muy importante que el niño expulse los gases durante y después de la toma, con el fin de evitar la aparición de los cólicos del lactante por acumulación excesiva de gases. Se puede consultar el tema de los gases en el recién nacido más adelante.

Seguimiento por el pediatra o por la matrona

Una de las funciones del pediatra y de las matronas en las primeras semanas de vida del niño es comprobar el adecuado desarrollo de este de forma acorde con la alimentación que recibe. Al principio todos los niños pueden tener una pérdida de peso normal que se marca alrededor del 10-15% al nacer, sobre todo por la pérdida de agua. Posteriormente tendrán una ganancia de peso de entre 150 y 250 gramos a la semana durante las primeras semanas de vida, aunque este ritmo luego decrece. En caso de que la madre crea que tiene menos leche puede intentar aumentar la frecuencia de las tomas con el fin de estimular su secreción gracias al estímulo que produce el vaciado del pecho. Y por supuesto consultar a una matrona, ya que en muchos casos la sensación de falta de leche no es real, algo que es fácil de intuir cuando el niño está bien alimentado y aguanta bien entre tomas.

Higiene materna y de las mamas

Es conveniente que la madre se duche a diario y se lave las mamas, pero en general se suele recomendar no aplicar jabón sobre las areolas con el fin de no resecarlas en exceso y favorecer la aparición de grietas, muy dolorosas y que pueden hacer que el niño degluta sangre materna durante la toma. Además estas sustancias pueden generar mal sabor en las areolas. En los casos en los que la madre note dolor o sospeche que pueda tener hongos en las areolas, debe consultar a su matrona o a su médico.

Alimentación de la madre durante la lactancia materna

La dieta debe ser completa y equilibrada, dentro de límites normales y saludables. Lo normal es ingerir un pequeño aporte extra de calorías (no más de 500 kilocalorías extra al día) que contenga lácteos para un aporte suficiente de calcio. Es normal que a veces sea necesario que la madre tome un aporte extra de hierro, bien durante el embarazo o bien durante los primeros meses de lactancia. Esta indicación la debe hacer siempre su médico en el caso de que sea oportuno.

Es importante, por lo tanto, que la dieta sea muy variada y rica en alimentos de alto valor nutricional, como frutas, verduras, carnes y pescados de todo tipo. Los hidratos se deben tomar en forma compleja, que son de lenta absorción (cereales, pasta, legumbre) mejor que los simples, ricos en azúcar, de absorción rápida y menor valor nutricional (dulces, repostería, bollería industrial). Las grasas en general también deben ser de alto valor nutricional, siendo preferibles las vegetales y de pescados frente a las animales. Conviene huir de los alimentos preparados o industriales con grasas, ya que estas suelen ser de bajo valor nutricional. También es importante consumir una cantidad importante de agua a lo largo del día para ayudar a la producción de leche.

Hay algunos alimentos que podrían amargar el sabor de la leche (ajo, cebolla, rábanos, espárragos, col, coliflor, coles de Bruselas, embutidos fuertes y especias en general) por lo que se puede optar por evitarlos y así evitar que el niño no quiera tomarla por mal sabor. Hay quien afirma que esto no es así, pero siempre es conveniente conocerlo por si se da el caso de que en ciertos momentos la leche parezca no agradar al niño. También es fundamental recordar que cualquier sustancia que la madre ingiera lo más probable es que pase a la leche, por lo que hay que tener mucho cuidado con el alcohol o tabaco (completamente prohibidos), los fármacos (que deben ser usados siempre bajo supervisión médica) y los excitantes como el chocolate o el café, que muchas veces no se tienen en cuenta y sí pueden pasar al recién nacido, provocando cuadros de excitación o de dificultad para dormirse.

1. El recién nacido normal. 1.2. Alimentación.

Problemas que pueden complicar la lactancia materna

Situaciones que pueden complicar ligeramente la lactancia materna

Si se tiene la **sensación de tener poca leche**, hay que recordar que los mejores estímulos son la succión del niño y el completo vaciado de uno (o ambos) pechos en cada toma. Hay que hacer una dieta completa y equilibrada con un pequeño aporte extra y tomar un litro de lácteos. También se debe beber abundante agua. Por otro lado, se puede guardar la leche en nevera hasta 24 horas, algo que puede ser útil en determinadas circunstancias que obliguen a estar separada del bebé en el momento en que le toque una toma.

Si se tienen **grietas** en el pezón, no hay que desesperarse: son dolorosas, pero inocuas para el niño y muchas se resuelven con cremas basadas en lanolina. En ocasiones pueden tragar algo de sangre de las grietas con la leche, por lo que puede que se vea esa sangre si el niño vomita. En esos casos el niño no suele tener ningún problema ya que la sangre es del pezón de la madre, no suya, pero se debe consultar al pediatra. Las grietas se previenen evitando el exceso de higiene en las mamas, pues determinados productos pueden resecar mucho la piel.

Si se nota el **pecho hinchado** puede que el niño tenga problemas para empezar a succionar, especialmente si el pezón se ingurgita y no sobresale demasiado. En estos casos la madre puede vaciarse ella misma un poco el pecho con la mano y posteriormente poner a su hijo a tomar.

Situaciones que pueden complicar bastante la lactancia materna

Cuadros como las mastitis pueden dificultarla mucho y deben ser estrechamente controladas por el médico o el ginecólogo. Muchos de ellos pueden resolverse incluso sin necesidad de interrumpir la lactancia materna. En cualquier situación en la que se tenga duda sobre si se puede dar el pecho o no se debe consultar siempre con el ginecólogo.

Contraindicaciones para dar la lactancia

Son muy pocas las situaciones que indican el que no se deba dar el pecho al recién nacido. Estas son la presencia de SIDA, tuberculosis o infecciones con virus herpes con presencia de vesículas, es decir, en fase activa. Algunas enfermedades del niño como la galactosemia ó las grandes prematuridades también podrían contraindicarla. Y la posibilidad de un nuevo embarazo, ya que según algunos estudios la lactancia materna podría favorecer el aborto. Otros estudios dicen que esto no está comprobado completamente. Todos estos procesos deben ser diagnosticados y siempre se deben consultar con el ginecólogo, médico general o matrona sobre la posibilidad de seguir dando el pecho o no, si se presentan.

1. El recién nacido normal. 1.2. Alimentación.

Lactancia artificial

La lactancia artificial debería ser dada solo en los casos en los que la materna sea imposible ya que lo ideal es alimentar al niño con leche materna, fundamental para su desarrollo e insustituible los primeros meses. Sin embargo, en el caso de que una madre no pueda dar el pecho por algún motivo insalvable tampoco debe sentirse mal, ya que eso no la convierte en una mala madre ni su hijo va a estar mal alimentado. Las mejores profesionales para resolver la mayoría de las dudas sobre lactancia suelen ser las matronas, con ellas también es posible asistir a grupos o charlas de ayuda que se organizan en los mismos centros de salud.

Cuándo empezar

La lactancia artificial se debe iniciar en el momento en el que es imposible dar el pecho al niño o cuando se evidencia que con la alimentación materna exclusiva el niño no gana o incluso pierde peso. Lo ideal sería comunicarlo al pediatra o a la matrona antes de iniciarla, ya que muchos de estos casos pueden ser reversibles y se deben solo a una mala técnica o a algunos problemas de índole leve que se suelen resolver con unos cuantos consejos.

Qué fórmula utilizar

Existen multitud de leches artificiales preparadas y adecuadas para dar al niño. Todas en general son buenas pero es conveniente asegurarse que se va a dar una leche adecuada a la edad y las necesidades del niño, y adaptada a posibles procesos que pueda tener el niño, como los cuadros de intolerancia o alergias a las proteínas de la leche de vaca (véanse más adelante), en los que no se puede dar cualquier leche. Por eso es conveniente consultar siempre con la matrona o el pediatra antes de dar una leche artificial al niño, sobre todo si se tienen dudas.

Qué cantidad dar

La cantidad a dar es muy variable ya que las necesidades no son iguales en todos los niños y de hecho varían a lo largo del día o en pocos días en un mismo niño. Normalmente las cantidades que suelen venir indicadas en los propios botes de leche suelen ser elevadas pero esto es difícil de aplicar a cada caso. La cantidad adecuada es aquella que sacia al niño durante un periodo de dos a cuatro horas, sin producirle vómitos ni bocanadas excesivas, y que permite que gane peso a un ritmo normal para su edad. Unas veces tomará más y otras menos, sin que esto suponga patología ninguna siempre que cumpla las premisas descritas.

Cómo se prepara la toma

Normalmente todas las leches vienen preparadas para preparar la toma utilizando un cacito raso de leche en polvo, sin compactar nunca, por cada 30 cc de agua. Se introduce primero el agua en el biberón y luego el contenido de los cacitos, ya que si se hace al revés la cantidad de agua resultará incorrecta. Todo esto es importante ya que si se hace de manera incorrecta se corre el riesgo de proporcionar demasiados solutos al niño, es decir, demasiados «polvos» y poca agua con el consiguiente riesgo de deshidratación que eso podría conllevar. En cuanto al agua, conviene usar agua mineral muy baja en sodio, algo que suele venir indicado de forma clara en las etiquetas de las botellas, donde además suele indicar que es apta para preparar biberones. Se puede hervir agua, pero esto ya no se recomienda por el riesgo de hervirla demasiado, haciendo que se hagan demasiado concentradas en sodio, así que lo ideal es comprar agua mineral muy baja en sodio, apta para biberones, hoy en día barata y fácil de encontrar.

Técnica de la toma

A la hora de dar el pecho es muy importante que la madre y el niño estén sentados de forma cómoda, y esto es exactamente igual cuando se le da el biberón. En la lactancia artificial, sin embargo, hay que cuidar una serie de aspectos importantes y que al no ser necesarios en la lactancia materna, podrían pasarse por alto cuando se alternan ambas. Entre ellos están comprobar la temperatura de la leche antes de dársela al niño, generalmente dejando caer unas gotas sobre el dorso de la mano de la persona que se lo va a dar. La tetina y el orificio deben ser adecuados para el niño, de forma que proporcionen un goteo casi continuo de leche pero que no sea excesivo. La tetina debe estar bien llena de leche, evitando la entrada de aire que puede facilitar la aparición de gases (véanse más adelante). Por último, se debe dejar descansar al niño para que expulse los gases durante y después de la toma.

Horarios de las tomas

En general se recomienda no seguir horarios rígidos y sí adaptarse a las necesidades del niño, sobre todo las primeras semanas. Estas serán muy variables durante los primeros días pero luego se irán regularizando de forma espontánea, lo cual será fundamental para que la madre pueda realizar sus actividades cotidianas. Al principio el niño vaciará rápidamente el contenido de su estómago y por ese motivo pedirá con mayor frecuencia. Al cabo de unos días las tomas se irán espaciando de forma natural hasta alcanzar las tres y cuatro horas de separación entre toma y toma. Sobre las tres semanas de vida el niño comenzará a realizar el inicio de la pausa nocturna, comenzando a dormir varias horas seguidas sin problema.

Higiene en la preparación y las tomas

La higiene en la lactancia artificial es fundamental ya que es más fácil que los utensilios de las tomas o incluso la propia leche se puedan contaminar por gérmenes. Por ese motivo siempre se deben lavar las manos antes de la toma y los utensilios después de la toma. Lo ideal es que el biberón se prepare en el momento en que se le va a dar al niño.

Seguimiento por el pediatra

Una de las funciones del pediatra en las primeras semanas de vida del niño es comprobar el adecuado desarrollo de este de forma acorde con la alimentación que recibe. Al principio todos los niños pueden tener una pérdida de peso normal que se marca alrededor del 10-15% al nacer. Posteriormente tendrán una ganancia de peso de entre 150 y 250 gramos a la semana, durante las primeras semanas de vida, aunque este ritmo luego decrece.

Problemas que pueden surgir

Puede ocurrir que al iniciar las tomas con leche artificial el niño empiece a presentar irritabilidad, llanto, diarrea o erupciones cutáneas en relación con las tomas. En ese caso se debe consultar al pediatra ya que puede que esté comenzando con un cuadro de intolerancia o alergia a las proteínas de la leche de vaca, cuadros que se explican más adelante.

1. El recién nacido normal. 1.2. Alimentación.

Deposiciones en el recién nacido

El meconio

Las deposiciones en el recién nacido varían con el tiempo y pueden ser muy diferentes en frecuencia, color, aspecto o frecuencia de realización. Por ejemplo, en el primer y segundo día de vida el bebé ensuciará el pañal con una sustancia llamada «meconio» (en algunos sitios la llaman «la pez») que es de color oscuro casi negro y muy espesa. Son restos almacenados en el intestino durante el embarazo y que comprenden células del intestino, bilis y restos de líquido amniótico.

Deposiciones tras el meconio

Después de dos o tres días de alimentarse con leche materna sus deposiciones serán color amarillo mostaza y su consistencia algo más floja, aunque ambas cosas pueden variar. En caso que el bebé se alimente con biberones sus deposiciones cambiarán de tono primero hacia el verde y luego hacia el amarillo a medida que pasan los primeros días.

Cambios con la alimentación

A medida que el bebé comienza a alimentarse podrá tener hasta una deposición después de cada comida. Los bebés que toman lactancia artificial pueden ver reducidas sus deposiciones a una diaria, o incluso es posible que cuando toma leche artificial se estriña, por lo que puede ser útil la realización de una serie de medidas como utilizar leches antiestreñimiento, ayudarle con masajes abdominales o tratar de prevenir la aparición de cólicos o gases. A veces ayuda el ofrecerle un poco de aporte extra de agua en biberón, pero sin forzarle nunca.

1. El recién nacido normal.

1.3. Primeros cuidados, prevención y signos de alerta.

Higiene en el recién nacido. El baño.

Cuidados del cordón umbilical.

Ropa en el Recién Nacido.

Paseos en los recién nacidos.

Seguridad en el entorno cercano del recién nacido.

Signos de alerta en recién nacidos y lactantes.

Prevención de la muerte súbita.

1. El recién nacido normal. 1.3. Primeros cuidados, prevención y signos de alerta.

Higiene en el recién nacido. El baño.

El baño en el recién nacido

El baño es muy sano, es un momento de alegría y relajación y fomenta el vínculo con el niño. Debe ser diario (no hay excusa para no hacerlo así) y desde el primer día de vida. La presencia del cordón no impide el baño y la única precaución es que no se moje en exceso y luego secarlo bien. En el capítulo siguiente se explican los cuidados del cordón umbilical y, más adelante, cómo detectar una infección del cordón (onfalitis). Antes del baño hay que comprobar que el agua está a unos 35ºC y que el cuarto está al menos a 21ºC para así evitar cambios bruscos de temperatura. Si se baña por la noche se ayudará a que el niño se relaje y esto le facilitará el sueño. Hay que usar jabones y cremas adecuados, secar al niño bien tras el baño y ponerle cremas hidratantes suaves y en poca cantidad.

A la hora de preparar el baño es fundamental prever lo que se va a necesitar. Una vez que el niño está en el agua no se le debe abandonar nunca ya que bastan unos pocos segundos de distracción para que se pueda dar la vuelta y correr peligro de ahogarse aunque apenas haya agua bajo el niño. Si no se puede coger algo que se necesita (como la toalla) es mejor coger al niño y mojarse un poco que correr ese riesgo. Lo ideal es bañar al niño con ayuda de la pareja y, en caso de no ser posible, preparar todo lo necesario antes de introducir al niño en la bañera.

En el caso de los varones puede ser útil hacerles retracción del prepucio durante el baño, pero siempre de forma suave y sin forzar nunca para prevenir la fimosis (véase capítulo). En las niñas se deben lavar los genitales desde la vulva hacia el ano para evitar infecciones, que muchas veces se producen al arrastrar restos de heces hacia la zona genital.

Otros aspectos de la higiene en el recién nacido

Para cortar las uñas hay que usar tijeras especialmente adaptadas para ellos, que suelen tener punta roma. No se deben usar bastoncillos para limpiar los oídos, pues son muy lesivos. Hay que lavar el chupete y cambiarlo con frecuencia. Es ideal que la casa en general esté a temperatura constante (unos 20º C), bien ventilada y por supuesto no se debería fumar nunca dentro de un hogar donde habiten niños y menos aún si son recién nacidos.

1. El recién nacido normal. 1.3. Primeros cuidados, prevención y signos de alerta.

Cuidados del cordón umbilical.

El cordón umbilical es una estructura que une al feto a la placenta y que sirve para que se alimente. Es una estructura gelatinosa que contiene dos arterias y una vena, que sirven para enviar nutrientes al niño y para recoger sus productos de desecho de la sangre. Se pinza y se corta en el momento del parto. Todos los recién nacidos conservan parte del cordón durante los primeros días de vida y debe considerarse como una herida o puerta de entrada para infecciones. De hecho, el mayor riesgo que presenta esta estructura, que termina momificándose y desprendiéndose al cabo de unos días, es el de infección, llamada *onfalitis* (véase más adelante).

Caída del cordón umbilical

El cordón umbilical se suele desprender en los primeros quince días de vida, sobre todo en los siete a diez primeros días, aunque es cierto que puede permanecer más tiempo sin que esto indique ninguna patología. En esos casos conviene limpiarlo pero luego dejarlo que se seque bien, para que se momifique y se termine cayendo. Hablamos de retraso de su caída cuando transcurre más de un mes sin que tenga lugar, en estos casos se estudiará qué circunstancias patológicas provocan esto. Una vez desprendido el cordón, los vasos que quedan en el extremo del niño se irán cerrando y transformándose en ligamentos.

Riesgos del cordón umbilical

Hasta que los vasos del cordón no se cierran del todo permanecen permeables y constituyen una posible puerta de entrada a infecciones, siendo una de las más graves la denominada *onfalitis*.

Cómo cuidar el cordón umbilical

Basta con el baño diario y su inspección y eventual limpieza en cada cambio de pañal. Resulta esencial el correcto secado del cordón para impedir que la humedad lo convierta en un medio de cultivo ideal para los microorganismos. Se le liará una gasa impregnada en alcohol de 70° los primeros días, pero luego se ha de limpiar con alcohol de 70º y mantener bien seco y sobre todo inspeccionarlo dos o tres veces al día hasta su completa caída y cicatrización.

Cuidados del ombligo una vez que se ha desprendido el cordón

Una vez caído, mientras siga manchando el pañal con restos de sangre o mucosidad, se debe seguir limpiando la zona con alcohol de 70º pero dejándola luego seca y limpia para que se termine de cicatrizar la herida. Esto suele suceder en unos pocos días.

1. El recién nacido normal. 1.3. Primeros cuidados, prevención y signos de alerta.

Ropa en el recién nacido.

Uno de los quebraderos de cabeza iniciales suele ser cómo vestir a los recién nacidos. El miedo a que «cojan frío» suele superar con creces a cualquier otro razonamiento como el riesgo de deshidratación por exceso de abrigo, más cuando el niño comienza a estornudar tras el parto, circunstancia que habitualmente es normal. Para vestir correctamente a un niño es importante considerar que es tan malo el exceso de ropa como el defecto de ella, y que abrigarlo de más puede ser tan perjudicial (o incluso más) que abrigarlo poco. Una de las causas más frecuentes de deshidrataciones en el recién nacido es el exceso de ropa de abrigo, por lo que esta siempre debe estar en consonancia con la época del año y la temperatura ambiental. Es fundamental que la ropa sea amplia, cómoda, fácil de poner y quitar y de tejidos que no irriten la piel. Normalmente adquiriendo marcas conocidas de ropa (que también son más caras) es más fácil que cumplan estas recomendaciones.

Cómo saber si un bebé tiene frío o calor

Para saber si un bebé tiene frío o calor, un buen truco es utilizar la siguiente regla: usar con el bebé ropa equivalente a la de la madre; si ella tiene frío o calor, probablemente el bebé también, pues la temperatura corporal de un recién nacido es semejante a la de un adulto, aunque su piel es mucho más fina y pierden líquidos con mayor facilidad. En los casos extremos, como cuando se lleva al bebé arropado con varias mantas en verano, se pueden llegar a producir incluso cuadros como los golpes de calor. Sí es útil llevar complementos como rebecas o sábanas para arroparle si refresca o si el niño se queda dormido, ya que en este estado es posible que baje algo su temperatura. Pero a la vez de se debe recordar quitarle alguna capa de ropa si hace más calor. Si la madre tiene calor, su hijo probablemente también.

Cómo elegir y comprar la ropa

Para comprar hay una enorme variedad tanto de ropa como de lugares donde adquirirla: si se compra en centros especializados se estará adquiriendo un plus de seguridad y se paga el cumplimiento de una serie de normas que no siempre se tienen en cuenta. Entre ellas están el que la ropa en general sea amplia, cómoda, fácil de poner y quitar y por supuesto no lleve costuras o botones. Se debe evitar la presencia de lazos o cintas que puedan oprimir al niño o bien soltarse y ser un riesgo de asfixia. Más que dejarse llevar por cuestiones de moda o de pura estética hay que recordar que la ropa es lo que va evitar que el niño tenga frío, calor o irritaciones en la piel, y que un vestido bonito pero «inseguro» o aparatoso de poner o de quitar solo va a causar inquietud. Afortunadamente hoy en día hay muchos estilos y prendas que elegir, así que lo importante es que el niño esté cómodo y seguro.

Cómo lavar la ropa

Por último, es importante recordar que para lavar la ropa se deben usar jabones muy suaves o neutros, específicos para el lavado de la ropa y especialmente si indican que son aptos para recién nacidos o lactantes.

1. El recién nacido normal. 1.3. Primeros cuidados, prevención y signos de alerta.

Paseos en los recién nacidos.

Se puede sacar a pasear al recién nacido

Siempre que haga buen tiempo, el paseo puede ser diario. No solo estimula al niño y lo entretiene sino que tras un rato le relaja y luego duerme mucho más plácidamente. Además es el momento ideal para quedar con amigos, para hacer compras que no ha dado tiempo antes o incluso para hacer un poco de ejercicio que ayude a mantener un estilo de vida saludable.

Cuándo es mejor salir

Se debe intentar usar el tiempo entre dos tomas, pero siempre teniendo en mente la posibilidad de que pida antes de que finalice ese tiempo. Si se le da pecho la única dificultad residirá en encontrar un sitio tranquilo y apartado para dárselo. Si se le da biberón, se deberá llevar siempre preparados los utensilios para poder prepararlo sobre la marcha ya que si comienza a llorar por hambre puede ser complicado volver a casa para poder prepararlo. Si la madre está sola en la calle no debe tener reparo ni sentir vergüenza alguna en pedir ayuda a alguien para que le caliente un biberón o le ayude con la toma. Esto suele ser más fácil en bares y sobre todo en cafeterías y afortunadamente cada día existe más concienciación con los bebés y no es de extrañar que le permitan dar el pecho en algún sitio relativamente tranquilo o le faciliten la preparación del biberón en algún bar o establecimiento similar.

Qué ropa ponerle

Es fundamental recordar que el niño tiene la misma temperatura en su cuerpo que cualquier otro ser humano. No debe ir poco abrigado pero tampoco en exceso. Uno de los riesgos del exceso de abrigo es que su piel es muy fina y se puede deshidratar con suma facilidad, sobre todo en verano. Un consejo es que lleven ropa parecida a la de la madre, y llevar siempre alguna prenda por si acaso bajara la temperatura. Se pueden consultar más detalles sobre la ropa en el capítulo anterior.

1. El recién nacido normal. 1.3. Primeros cuidados, prevención y signos de alerta.

Seguridad en el entorno cercano del recién nacido.

Uno de los temas que más preocupan actualmente a cualquier madre es la seguridad del recién nacido. Guardar una serie de aspectos es fundamental. Muchos de los consejos que se relatan a continuación son de sentido común y fácilmente aplicables. Sin embargo, resulta alarmante comprobar en cuántas ocasiones se incumplen no con intención sino por relajación de los padres o los cuidadores que, confiados ante la escasa movilidad de los recién nacidos o la seguridad general que los envuelven, a veces incumplen de forma inconsciente alguna de estas premisas. Esto sucede más cuando se deja a los niños a cargo de los abuelos, en muchas ocasiones de edad avanzada o faltos de reflejos. Por eso es fundamental estudiarlas, leerlas y recordarlas una y otra vez, de forma que se eviten potenciales accidentes.

No dejar nunca solo al bebé

La premisa básica, fundamental y que cualquier progenitor o cuidador ha de grabarse a fuego es que no se debe dejar nunca solo al bebé. Unos segundos pueden ser el tiempo que tarda en tener un accidente, como caerse de la cama o taparse la cara con un juguete. Para ello lo más útil es el reparto de tareas entre los padres.

La cuna

La cuna debe ser homologada, con una altura de la barandilla de al menos cincuenta centímetros y espacio entre los barrotes menor de siete centímetros para que el niño no pueda meter la cabeza. El colchón también debe ser homologado, nunca demasiado blando, y adecuado al tamaño de la cuna, ya que si es pequeño el niño puede meter sus brazos o piernas en los huecos que queden.

Objetos peligrosos

Nunca deben estar al alcance del recién nacido objetos potencialmente peligrosos. Lo ideal es que cerca de él no haya realmente ningún objeto potencialmente peligroso, como collares, pendientes, etc, que se pueden soltar y ser ingeridos por el niño.

Alimentación y fármacos

No se debe almacenar nunca la leche en polvo, los biberones o las comida de los niños cerca de sustancias potencialmente tóxicas o fáciles de confundir. Tampoco se debe dar ningún tipo de medicación sin consultar antes con el pediatra o con el farmacéutico. La mayoría de los fármacos no se pueden o no se deben dar a los recién nacidos, y casi todos pasan a la leche materna en caso de estar dando la lactancia. Por supuesto, está prohibido dar a los bebés cualquier medicación sedante que no sean infusiones o preparados específicos para su edad y de venta en farmacias.

En la calle y en el coche

En la **calle** hay que proteger del sol, frío o calor al bebé. Su piel es muy fina y se deshidrata y quema con facilidad, así que tan malo es que vaya desprotegido como que esté abrigado en exceso, por el riesgo de deshidratación. Para viajar en **automóvil** se deben utilizar siempre sillas o cucos que han de ser homologados y adecuados a su edad. Nunca se debe llevar al niño en brazos en un vehículo, ni aunque sea para un trayecto muy corto (algo muy común incluso nada más ser dados de alta tras nacer). Un simple frenazo puede hacer que salga despedido con el grave riesgo que eso conlleva.

Desde el primer minuto de su vida los recién nacidos deben viajar utilizando medidas adecuadas a su edad. Uno de estos sistemas son los cucos de seguridad, preparados para niños de menos de diez kilos y que se caracterizan porque se colocan mirando en sentido opuesto al de la marcha del vehículo. Son rígidos, se colocan en al asiento posterior y llevan un cinturón de seguridad con tres puntos de anclaje, que sujeta firmemente al niño pero sin apretarle demasiado. Se unen al asiento mediante el cinturón de seguridad de los adultos o con nuevos sistemas de anclaje. Se deben prever los desplazamientos con anticipación y así evitar no disponer de una silla adecuada para el niño en un momento dado. Si no se dispone de silla, el niño no puede viajar en el vehículo.

1. El recién nacido normal. 1.3. Primeros cuidados, prevención y signos de alerta.

Signos de alerta en recién nacidos y lactantes.

Cómo intuir que algo no marcha bien

Uno de los mayores temores consiste en que un recién nacido pueda padecer una infección, desde un simple «resfriado» (que generalmente suelen ser los estornudos normales que tienen todos los recién nacidos, véanse los temas de tos y de mocos) hasta un cuadro potencialmente serio que se suele sospechar porque los padres notan al niño caliente. Este es uno de los temas más importantes de este libro y prácticamente de todos los que pueden conocer unos padres, ya que trata de explicar los signos que de verdad pueden indicar que un recién nacido o un lactante de pocas semanas de vida pueda estar padeciendo un cuadro severo que obliga a acudir sin demora a un servicio de urgencias pediátrico y preferentemente hospitalario. En la experiencia profesional de muchos pediatras resulta desolador comprobar cómo las urgencias están llenas de niños con síntomas banales como fiebre leve, tos y mocos y con un buen estado general, y sin embargo niños con síntomas graves como mal color o mal tono, al no estar estos síntomas reconocidos «popularmente» como de gravedad, pueden tardar en ser llevados a un servicio de urgencias o, incluso cuando son llevados, tardar en ser atendidos porque delante hay muchos niños con buen estado general. Por eso es fundamental que los padres conozcan signos de gravedad que, normalmente, nunca verán en sus hijos, pero que es importante conocer que existen.

Temperatura del recién nacido

Ya se ha comentado en los temas de desarrollo y en el de la ropa que el bebé tiene exactamente la misma temperatura que los adultos: si la madre pasa frío o calor, él también lo hará, así que no se debe abrigar en exceso en verano, pero tampoco en invierno. Estará cómodo llevando más o menos la misma proporción de ropa que lleve la madre y no hay que obsesionarse con ponerle el termómetro continuamente a un recién nacido pues es muy raro que un menor de un mes tenga fiebre (los mayores de un mes sí pueden tenerla más fácilmente). Los signos de alerta de una infección en un recién nacido suelen ser, más que la fiebre, la presencia de irritabilidad, llanto persistente que no cede, y por supuesto la presencia de un mal color o mal tono muscular, entre otros (un poco más abajo se explican estos signos).

Qué hacer si se nota al recién nacido caliente

Si se nota caliente a un recién nacido se le debe aflojar su ropa o quítasela y ofrecer el pecho o un poco de agua en biberón pero sin forzar nunca al niño a beber. Normalmente los aumentos de temperatura son por exceso de abrigo o leves deshidrataciones que se resuelven poniendo el niño al pecho u ofreciéndole agua. En caso de persistir una temperatura alta a los quince ó veinte minutos de haber hecho lo anterior, se debe acudir a un servicio de pediatría para que valoren al niño, ya que en ese caso sí que podría tratarse de un aumento real de la temperatura del niño y por tanto un cuadro de fiebre que pueda indicar una infección.

Fiebre en los lactantes

En un lactante menor de tres o cuatro meses con fiebre se debe acudir a un servicio de urgencias hospitalario ya que generalmente hay que realizar una analítica para descartar infecciones potencialmente severas. En los lactantes mayores de cinco meses con fiebre su valoración depende del estado general: aquellos niños con regular o mal estado general (mal color, tono muscular, los que no comen, con presencia de petequias o puntos morados en la piel —véanse mas adelante—, están decaídos o puedan estar deshidratados, entre otros) siempre deben ser valorados en un servicio de urgencias hospitalario y de forma urgente. Aquellos con buen estado general (buen color, tono, que comen y están sonrientes y jugando), pueden ser valorados con menos urgencia y en un entorno no hospitalario.

Signos de alerta. Mal color y mal tono muscular. Dificultad respiratoria.

Por regla general los recién nacidos no deben tener apenas problemas: un recién nacido sano y satisfecho (bien alimentado) siempre va a tener un color sonrosado y «bonito», tendrá buen tono muscular, con los brazos y las piernas encogidos (postura de libro abierto), sujetando bien cabeza y cuello y por supuesto con una estupenda succión en cuanto le toca la toma y se pone al pecho. Con buen tono, color y succión lo normal es que el niño esté sano, lo que además corroborará el Pediatra en las revisiones. Un aumento puntual de temperatura no suele ser el mejor indicador de enfermedad, pero desde luego ha de valorarse si no cede al aflojar la ropa o dar de beber agua al bebé.

Ante la presencia de **mal color** (gris, azulado, pálido, verde) o **mal tono muscular** (niño flojo, que no reacciona al entorno, que se desmadeja o con mala succión) se debe acudir siempre a un servicio de urgencias hospitalario. Estos datos (color, tono y succión) son los que antes se van a alterar en caso de que algo no vaya bien y son los que deben poner en alerta en caso de que estén alterados. Ante cualquier duda lo ideal será siempre consultar con un pediatra y, si se presenta alguno de estos signos, acudir sin demora a un servicio de urgencias.

En general la fiebre leve, la tos y los mocos no tienen por qué indicar gravedad. Pero la presencia de un mal color de piel, un mal tono muscular y por supuesto cualquier signo de **dificultad respiratoria** (respiración acelerada, desacompasada, movimientos extraños del tórax o del abdomen, que se le marquen las costillas con cada respiración, etc), siempre son motivos de consulta que no se puede demorar, en un servicio de urgencias hospitalario.

1. El recién nacido normal. 1.3. Primeros cuidados, prevención y signos de alerta.

Prevención de la muerte súbita.

La temida «muerte súbita»

La llamada «muerte súbita del lactante» es la muerte brusca e inesperada de un lactante sano sin ninguna causa que la justifique. Se produce porque el lactante deja de respirar sin ningún motivo aparente. Es muy rara pero sigue existiendo y por eso deben recordarse siempre una serie de aspectos que ayudan a prevenirla y que se comentan más adelante. En cuanto a los niños que pueden padecer este cuadro, hay una serie de factores de riesgo que al parecer podrían favorecer en parte su aparición. Unos cuantos de ellos se relacionan con el propio niño, como pueden ser haber nacido antes de tiempo (prematuridad), la presencia de un bajo peso al nacer, haber tenido problemas en el embarazo, el parto o bien posteriores. También la presencia de enfermedades o incluso ingresos previos. Otro grupo de factores parece que se relacionan con el ambiente que rodea al niño. Algunos de estos son un bajo nivel económico, que los padres sean muy jóvenes o fumadores, el uso de colchones blandos en las cunas, un exceso de ropa de abrigo, la lactancia artificial o poner al niño a dormir en ciertas posturas.

Sí, se puede prevenir. Al menos en parte.

Existen una serie de recomendaciones que ayudan a prevenir los factores de riesgo que se han asociado con este cuadro. Entre ellas se encuentran el colocar boca arriba a los niños para dormir (también se puede usar postura de lado, pero lo que no se admite es ponerlos boca abajo). También se debe evitar el uso del tabaco u otros tóxicos ambientales. Se recomienda dar lactancia materna, si es posible, pues parece que podría ayudar a prevenirla. Y evitar usar colchones demasiado blandos para la cuna, nunca abrigar mucho a los recién nacidos, el calor excesivo al dormir o que el niño duerma en la cama de los padres, sobre todo si el colchón de estos es blando o tienen el sueño profundo.

Parece ser que con estas medidas disminuye de forma considerable el riesgo de muerte súbita. Por eso es importantes que se conozcan y se apliquen en todos los casos posibles. En casos muy concretos, como los niños con determinados factores de riesgo o con patología, a veces se realiza una monitorización en el domicilio de forma que el monitor detecta si el niño respira correctamente y hace sonar una alarma en caso de que el niño deje de hacerlo. Sin embargo, esta medida no parece del todo fiable y se utiliza solo en casos de alto riesgo.

2. Problemas frecuentes en recién nacidos.

Comentados los aspectos básicos del recién nacido normal, es cierto que desde el momento mismo del nacimiento se pueden presentar problemas, dudas o motivos de consulta. Muchos de estos problemas suelen terminar siendo banales pero, aún así, pueden generar una considerable preocupación en los padres que, además de estar abrumados por la responsabilidad que supone el tener un recién nacido a su cargo, no tienen aún la capacidad ni el entrenamiento necesario para saber si estas cuestiones que se les plantean son de importancia o no.

A lo largo de los siguientes temas se exponen precisamente los problemas, dudas o motivos de consulta más frecuentes durante las primeras semanas de vida de los recién nacidos. Muchos de ellos se presentan en casi todos los niños, como sucede con los gases, las bocanadas, los temblores, las tos, los mocos (que además se enseña a prevenir) o incluso la ictericia. Cuadros muy frecuentes en los que es fundamental que los padres se encuentren preparados para afrontarlos y donde su prevención es posible en gran medida con una serie de premisas bastante básicas y fáciles de llevar a cabo.

Los siguientes bloques están enfocados a las consultas, dudas o inquietudes más habituales relacionadas con diferentes órganos. En la piel se revisarán las principales manchas que pueden verse, dermatitis, infecciones u otras lesiones como bultos o tumoraciones que generan muchas dudas durante los primeros días como por ejemplo los aumentos de tamaño de las mamas o las hernias. También se comentan deformidades del cráneo o algunos problemas en el pelo frecuentes como la costra láctea o la calvicie. De los ojos se explican los ojos bizcos, las conjuntivitis o por qué a veces los recién nacidos no dejan de lagrimear. A nivel digestivo se tratan las intolerancias y alergias alimentarias y por supuesto qué hacer con el estreñimiento. En el osteomuscular se tratan las lesiones de brazos, clavículas, caderas e incluso parálisis de nervios que se suelen ver durante las primeras semanas de vida, muchas de ellas relacionadas con el proceso del parte. En cuanto a los genitales se destacan las adherencias de los labios menores en las niñas y la fimosis o la no palpación de los testículos en los niños. Por último, se tratan cuadros como la fiebre, poco habitual en niños de esta edad y que por lo tanto debe ser tratado de forma específica, o los soplos en el corazón, un hallazgo frecuente y que suele generar preocupación en los padres.

2. Problemas frecuentes en recién nacidos.

2.1. Síntomas habituales.

Tos y estornudos.

Los mocos.

Los gases y los cólicos.

El hipo.

Las bocanadas.

Estremecimientos o temblores.

Ictericia o color amarillento del recién nacido.

2. Problemas frecuentes en recién nacidos. 2.1. Síntomas habituales.

Tos y estornudos.

Qué es la tos

La tos es un mecanismo reflejo que aparece ante determinados estímulos de la vía aérea del niño o de otras localizaciones, como por ejemplo los oídos o el estómago. Es un mecanismo de defensa natural del organismo y es muy beneficiosa para eliminar el exceso de mucosidad o cuerpos extraños. La tos también es una de las mayores preocupaciones de los padres y uno de los motivos de consulta más frecuentes en pediatría, especialmente durante el invierno, donde se asocia con mocos y con estornudos. En general la mayoría de los cuadros de tos están producidos por cuadros leves como catarros o, en el caso normalmente de los recién nacidos, simplemente para eliminar, junto con los estornudos, el moco normal. La tos en sí misma es un mecanismo de defensa que por lo general no se debe inhibir y que no suele producir ningún tipo de daño o secuela.

Basta escuchar al niño para saber que está tosiendo. Sin embargo la tos por sí sola no tiene valor, ya que el pediatra buscará aspectos como el tiempo que lleva tosiendo, si expectora o no y por supuesto los síntomas que puedan estar acompañando al proceso, como fiebre, dificultad respiratoria, afonía u otros que puedan orientar al origen de la tos. Es poco frecuente que un proceso de tos pueda necesitar la realización de pruebas complementarias y menos en un recién nacido sano y con buen aspecto. A veces, cuando el cuadro se prolonga o aparecen síntomas no habituales como dificultad respiratoria, puede ser necesario realizar una radiografía de tórax.

Cómo se puede tratar

En general la tos en sí no suele requerir un tratamiento específico ya que es un mecanismo de defensa enfocado a eliminar o mitigar el efecto de lo que está produciendo la irritación de las vías aéreas. En los recién nacidos la tos sirve para que el niño expectore moco y lo más útil suele ser la humedad ambiental, la fisioterapia respiratoria mediante palmadas suaves en la espalda y por supuesto los lavados nasales con suero salino o con preparados comerciales.

En los recién nacidos o lactantes de pocas semanas en general los cuadros de tos desaparecen espontáneamente o con el uso de humedad ambiental durante unos pocos días, aunque puede reaparecer sobre todo con el frío. A veces la tos se prolonga o aparecen otros síntomas añadidos. En esos casos el seguimiento debe hacerlo el pediatra, que valorará la petición o no de pruebas complementarias en función del cuadro y su evolución. En caso de que de fondo exista un proceso de mayor consideración y el niño presente signos de alerta como mal color, mal tono o dificultad respiratoria (véanse en tema anterior) se debe acudir siempre a un servicio de urgencias hospitalario.

Es prácticamente imposible prevenir la aparición de la tos ya que es un mecanismo de defensa ante una irritación de las vías aéreas. Sin embargo sí se pueden reducir los episodios de tos mediante la realización de lavados nasales y fisioterapia respiratoria con palmadas suaves en la espalda, pues cuanto más movilice el moco el niño, aunque termine deglutiéndolo, menos moco tendrá en vías aéreas y por lo tanto menos toserá. Así que es importante que los niños, desde recién nacidos, aprendan a toser como mecanismo de defensa que les ayude a movilizar sus secreciones. A la larga esto hará que tosan menos, ya que estarán más acostumbrados a eliminar la causa de la tos cuando esta sea moco. Se explica cómo hacer esto con detalle en el tema de los mocos, a continuación.

2. Problemas frecuentes en recién nacidos. 2.1. Síntomas habituales.

Los mocos.

Qué son los mocos

Los denominados «mocos» son una sustancia viscosa producida por las células que cubren la superficie de las mucosas del cuerpo, especialmente la vía aérea. Se componen de agua, azúcares y proteínas, y suelen contener anticuerpos que protegen de infecciones. Cuando ejercen su misión además contienen células muertas, tanto propias del organismo como gérmenes de exterior. Y esos son los que hay que expulsar.

En los niños pequeños y especialmente los de pocas semanas o días de vida pueden ser un problema si no se eliminan con facilidad. Todos los niños tienen mocos y es normal que los tengan, pero suelen suponer un problema que agobia a los padres cuando impiden al niño comer o dormir bien, llegando a pasar noches enteras despiertos por ellos. Sin embargo, es importante recordar que de por sí no son malos ya que son un mecanismo de defensa y que, como tal, nunca se deben tratar de hacer desaparecer, cosa por otro lado imposible, sino manejar adecuadamente ayudando al niño a que los elimine más fácilmente, algo que sí es posible conseguir.

El moco se produce con varios fines, como evitar la deshidratación a través de las mucosas, hacer de barrera frente a las infecciones o incluso lubricar. En vías aéreas la secreción de moco puede aumentar como respuesta a diferentes mecanismos que estimulan su producción como pueden ser las infecciones, el frío, lo más común en niños pequeños. En muchos casos, el aumento de secreción de moco es un mero mecanismo de defensa preventivo.

Qué problemas producen

Cuando los niños más pequeños incrementan la producción de moco este puede ser fácilmente visible en garganta, en boca y en fosas nasales. El organismo utiliza la tos y los estornudos como mecanismos para eliminar el exceso de moco. Por eso los recién nacidos y los lactantes con moco tosen y estornudan más. En la mayor parte de los casos los niños lo degluten, de forma que termina siendo eliminado por las heces, generando incluso pequeñas diarreas. A veces el niño vomita parte de este moco deglutido.

Cuando un lactante no es capaz de eliminar el moco a la misma velocidad que este se produce, el moco se puede acumular en vías aéreas generando síntomas algo más complicados. Cuando el moco está en garganta o en boca el niño tose con frecuencia e incluso puede presentar algo de obstrucción al paso del aire. Si se acumula en las vías respiratorias más bajas, es decir en los pulmones, puede que el lactante tenga dificultad para respirar. Es fundamental que los niños expulsen el moco «viejo» para que pueda ser reemplazado por moco «joven», que pueda seguir ejerciendo su labor de barrera y defensa frente a los gérmenes.

Cómo manejarlos

En recién nacidos y lactantes pequeños la tos es poco efectiva ya que sus diafragmas y músculos intercostales no tienen tanta fuerza como un adulto o un niño mayor. Y cuando tosen y los movilizan, en la mayor parte de los casos los degluten, por lo que pueden terminar generando diarreas y vómitos en los que se ve el moco. Es importante «enseñar» a los lactantes a que tosan de forma eficaz mediante fisioterapia respiratoria con suaves palmadas en la espalda, de abajo a arriba y con la mano hueca, para favorecer la movilización del moco y que éste sea expulsado más fácilmente con la tos. También es fundamental que el niño beba líquidos, ya que la hidratación ayuda a que el moco sea más fluido.

También suele ser útil la humedad ambiental, que ayuda a ablandar los mocos, contribuyendo de nuevo a que la tos sea más efectiva, al ser los mocos más fáciles de expulsar. Se puede aumentar la humedad mediante lavados nasales con suero salino (suelen ser más útiles en niños más pequeños), uso de inhaladores nasales con agua salina o agua de mar, o un humidificador ambiental. Estos aparatos se pueden dejar funcionando durante horas y contribuyen a que los niños tengan una tos más eficaz al tener los mocos más líquidos.

En general el manejo de los cuadros de abundante secreción de moco tiene muy buen pronóstico, sobre todo si se insiste en las medidas físicas y se es constante. En algunos casos el acúmulo de mucosidad puede generar cuadros de dificultad respiratoria o incluso sobreinfecciones por lo que se debe acudir al pediatra ante la sospecha de que se esté produciendo alguno de estos cuadros (y sobre todo a urgencias, en el caso de la dificultad para respirar).

La mejor forma de prevenir su aparición es «enseñando» al lactante o al niño a toser de forma eficaz. Es una tarea ardua y complicada, y que generalmente suele beneficiarse de medidas como fisioterapia respiratoria, humedad ambiental y lavados nasales. Pero con el tiempo los bebés van aprendiendo a toser de forma más eficaz, reduciendo así el riesgo de complicaciones por acumulación de moco en vía aérea. Es muy útil la realización de fisioterapia respiratoria suave y lavados con suero o preparados comerciales de agua de mar. En todos los casos son útiles la humedad ambiental (como el uso de humidificadores o los paseos a la orilla del mar), los lavados nasales con suero salino o preparados comerciales de agua de mar. Todas estas medidas no eliminan los mocos, pero sí contribuyen sobremanera a su eliminación mucho más fácilmente.

2. Problemas frecuentes en recién nacidos. 2.1. Síntomas habituales.

Los gases y los cólicos.

Qué son los gases o cólicos

Los cólicos del lactante son episodios de dolor abdominal y llanto intenso que generalmente se ven en lactantes de corta edad, entre las dos semanas y los seis meses de vida, y que están producidos por gases en la mayoría de los casos. Su frecuencia es altísima, afectando a casi todos los menores de cuatro meses. Pueden verse ya desde los primeros días de vida. Normalmente está ocasionado por un cuadro de exceso de gases en el intestino. Este exceso de gases se suele producir porque el niño traga mucho aire con la toma o bien no es capaz de expulsarlo tras ella.

Se suele ver sobre todo en niños que tienen muy buen tono muscular y que hacen la toma con muchas ganas, chupando con fuerza. Otro motivo que lo favorece es dar las tomas con mala técnica (véanse temas de lactancia materna o artificial) de forma que se permita el paso de aire de la tetina al niño. También se puede producir si se deja mucho tiempo al niño puesto en el pecho, ya que si este se ha vaciado correctamente el niño no extraerá leche y por lo tanto deglutirá aire. Los cólicos del lactante también pueden estar originados por otras causas como intolerancia a las proteínas de la leche de vaca o incluso posibles episodios de reflujo gastroesofágico (véanse temas), pero por suerte esto es bastante menos frecuente.

Los síntomas suelen ser muy llamativos ya que el niño presenta episodios de llanto y dolor de inicio más o menos brusco y bastante intensos que cuesta mucho calmar. Estos episodios se suelen acompañar de irritabilidad y el niño suele estar muy molesto, presentando encogimiento característico de brazos y piernas, además de enrojecimiento. Los episodios de llanto pueden durar varias horas al día y verse durante semanas, lo que puede llegar a preocupar y hasta desesperar a los padres.

Qué problemas pueden generar

Los cólicos del lactante, cuando están producidos por retención de gases, suelen tener buen pronóstico ya que ceden con el tiempo o con el uso de ciertas maniobras. En los casos en los que la causa pueda ser otra las complicaciones que pueden aparecer estarán relacionadas con la causa. El mayor riesgo de un cuadro de cólicos del lactante es que haga pasar inadvertido un cuadro de *invaginación intestinal*. Este es un cuadro poco frecuente pero grave que siempre se debe tener en mente en los lactantes y que hace necesario que ante episodios de llanto intensos y repetidos en los que el estado del niño va empeorando poco a poco se deba consultar siempre con un pediatra.

Cómo manejar los gases

En la mayoría de los casos los episodios de llanto se pueden controlar a la larga con una serie de medidas encaminadas a la prevención de la ingesta de gases. Se intenta recomendar que el niño tome despacio y que no trague gases ni con la tetina (procurando que no entren) ni con el pecho (alineando bien el pezón y no dejando al niño demasiado tiempo). También es recomendable que haga una pausa breve a mitad de toma y que expulse gases si es posible. Una vez finalizada la toma se debe insistir mucho en que expulse los gases hasta varias veces.

Otra medida muy útil y que resuelve o al menos controla en parte la mayoría de los casos es el uso de masajes abdominales suaves previos a las tomas, con ambas manos sobre el abdomen del bebé, o bien flexionando suavemente sus piernas sobre su abdomen. Esto, junto al movimiento de mecedora (tomado en brazos y con pequeños movimientos de los padres) ayudan a que los gases se movilicen y el niño pueda expulsarlos más fácilmente. Estas medidas requieren de mucho tiempo y paciencia, pero son muy útiles en la mayoría de los casos.

Durante los episodios de llanto suele ayudar mucho mantener al niño en movimiento continuo (paseos, palmadas suaves en la espalda) ya que con eso se facilita la movilización de los gases. También pueden ayudar los masajes abdominales suaves (nunca tras la toma para que no vomite), con el mismo fin. A veces le calma cogerle boca abajo, con las manos de la madre o el padre sobre el abdomen, para que se facilite el tránsito de aire.

Existen una serie de fármacos destinados a aliviar los episodios de dolor o prevenir su aparición, pero su eficacia en algunos casos no está plenamente demostrada. Hay ciertos preparados que pueden ayudar, como Nutribén alivit digest®, una infusión a base de manzanilla, hinojo y hierba luisa que puede ayudar a movilizar los gases o preparados como el Prodefen®, que contiene cepas de bacterias que ayudan a reponer la flora intestinal y que puede ayudar en la movilización de los gases. Siempre se deben utilizar siguiendo las indicaciones del fabricante.

También hay fórmulas de leche artificial (en el caso de que el niño no esté con lactancia materna) que tienen una formulación específica para evitar o reducir la aparición de los cuadros de cólicos del lactante, al contener proteínas parcialmente hidrolizadas (es decir, de menor tamaño y más fácilmente digeribles). Entre ellas están Nutribén AC Digest® o Novalac AC®.

El pronóstico es bueno ya que la mayoría están producidos por retención de gases y en estos casos los episodios suelen desaparecer con el tiempo, normalmente a partir de los seis meses de vida y más si se aplican las medidas para expulsar gases. En los casos en los que están producidos por otros cuadros, como reflujo gastroesofágico o intolerancia a las proteínas de la leche de vaca, el pronóstico depende del de estos cuadros).

2. Problemas frecuentes en recién nacidos. 2.1. Síntomas habituales.

El hipo.

Qué es el hipo

El hipo es un cuadro en el que se producen episodios de inspiración brusca junto con la emisión de un sonido agudo. Se produce por una contracción brusca de una mitad del diafragma. Este es el músculo que está bajo los pulmones, separa el tórax del abdomen y sirve para respirar. Su contracción brusca produce una inspiración (toma de aire) y a la vez se cierran las cuerdas vocales, lo que genera el típico sonido agudo (ó hipido) que el niño presenta de forma involuntaria. En la mayoría de los casos es benigno y se puede producir por cuadros como la distensión del estómago (por ejemplo después de la toma o por deglución de gases) o por cambios bruscos de la temperatura.

Manejar el hipo en los recién nacidos

Son múltiples los remedios que existen para abortar los episodios de hipo benignos. Sin embargo, en los recién nacidos no es necesario hacer nada porque por definición el hipo normal o benigno es transitorio. En los casos complicados en los que hay un proceso de fondo o una causa localizada, algo bastante raro y poco frecuente, el tratamiento estará dirigido por el pediatra. Los cuadros leves (la inmensa mayoría) son benignos y transitorios. Los cuadros persistentes e intratables son mucho más raros, pueden esconder un proceso de fondo y generalmente son estudiados ya que el pronóstico puede ser peor en función de la causa. Para prevenir los cuadros de hipo normal o benigno se deben evitar la ingesta excesiva de aire (véase tema anterior).

2. Problemas frecuentes en recién nacidos. 2.1. Síntomas habituales.

Las bocanadas y los reflujos.

Qué son las bocanadas y el reflujo

El reflujo gastroesofágico consiste en un cuadro en el que el niño presenta regurgitación o paso del contenido del estómago hacia el esófago sin que él haga ningún tipo de esfuerzo consciente. Es bastante frecuente en recién nacidos y en lactantes cuando se produce el denominado reflujo fisiológico —también llamado de forma común «bocanadas»— que en la mayoría de los casos desaparece sobre el año de vida. Hay unas formas de este cuadro que no se consideran como normales, es el denominado reflujo patológico, en el que se producen un número de episodios elevado y aparición de complicaciones al propio cuadro de reflujo, como alteraciones del esófago, problemas respiratorios o mala ganancia de peso y talla del niño.

Normalmente la mayoría de los casos se producen por cuadros de relajación excesiva del esfínter esofágico inferior, que impide el paso de contenido del estómago hacia el esófago. Cuando falla puede darse ese paso de contenido. El problema es que el paso de contenido gástrico al esófago de forma permanente puede terminar dañando al esófago, ya que el contenido del estómago es mucho más ácido que el del esófago. Parece que existe una cierta predisposición genética ya que no es raro que haya antecedentes familiares.

Qué problemas producen

Normalmente los niños empiezan a presentar episodios de reflujo en las primeras semanas de vida, alcanzando el máximo sobre los cuatro meses para a partir de ahí descender. El síntoma más característico, conocido y fácil de observar es la regurgitación de alimento cuando este pasa a la boca. Normalmente este suele aparecer tras las comidas. En los niños en los que los episodios son abundantes pueden presentar retraso en la ganancia de peso y molestias en el esófago que se suelen traducir en llanto e irritabilidad y eso ya no se considera como normal. A veces el provoca síntomas respiratorios ya que pueden pasar muy pequeñas cantidades de reflujo hacia la vía aérea, dando cuadros de irritación y afonía si afecta a partes altas, o incluso dificultad respiratoria y pitos si llega hasta los pulmones. Tampoco se considera normal.

Cuando existen indicios de que el reflujo pueda no ser normal se estudia al recién nacido. El estudio se basa en la historia clínica y en la exploración del niño, aunque se pueden realizar una serie de pruebas como radiografías con o sin contraste, estudios de deglución y de vaciamiento gástrico del niño o incluso pruebas de función basadas en el uso de sustancias marcadas que pueden seguirse mediante gammagrafía. La pHmetría es una prueba importante que sirve para comprobar el paso de contenido a esófago mediante la medición del pH, es decir, el grado de acidez, ya que el contenido del estómago es mucho más ácido que el del esófago. No es una prueba indispensable pero suele ser muy útil ya que aporta, además del diagnóstico, bastante cantidad de información sobre el número de episodios, momentos en que se producen, acidez del contenido gástrico, etc. Otras pruebas que pueden ser necesarias son los estudios de medición de las presiones y del funcionamiento de esfínteres esofágicos o las endoscopias digestivas, en las que se puede visualizar el interior del esófago y estómago e incluso tomar muestras para biopsia en caso de ser necesario.

El reflujo anormal y no tratado puede afectar al esófago, produciendo una inflamación llamada esofagitis que puede ser bastante perjudicial a la larga. También se corre el riesgo de sufrir un retraso en el crecimiento debido a que la alimentación no sea suficiente. Por otro lado el paso de contenido alimenticio y ácido a vías respiratorias puede producir cuadros severos que normalmente necesitan de atención urgente en caso de producirse. Todos estos procesos se ven en los cuadros en los que el reflujo no se considera normal.

Cómo manejar las bocanadas

La mayoría de los casos se resuelven modificando ligeramente algunos hábitos de alimentación del niño, de forma que hagan tomas más pequeñas y frecuentes y con espesamiento de las tomas con el uso de fórmulas antirreflujo (las que ponen AR en el envase). Se suele añadir el denominado tratamiento postural, en el que se procura que el niño siempre tenga la cabeza ligeramente más elevada que el resto del cuerpo, especialmente cuando duerme. En los casos en los que es posible que el reflujo sea anormal puede que se utilicen fármacos y, en casos extremos, incluso cirugía. Pero estos casos son poco frecuentes.

El pronóstico es muy bueno en la mayoría de los niños ya que el cuadro suele desaparecer antes del año de vida. Todos los niños pueden tener bocanadas pero en los casos en los que existan repercusiones o que persistan más allá del año de vida han de ser estudiados.

2. Problemas frecuentes en recién nacidos. 2.1. Síntomas habituales.

Estremecimientos o temblores.

Por qué a veces tiemblan los bebés

Los estremecimientos son episodios de temblores que típicamente se ven en lactantes de corta edad y por supuesto en recién nacidos. No está claro el por qué se producen estos episodios de temblores, aunque parece que existe un componente genético o hereditario ya que suele haber antecedentes de episodios similares en los familiares de los niños que los padecen. A veces los familiares también padecen cuadros de temblores esenciales a la larga, de tipo benigno. Pueden aparecer espontáneamente, es decir, sin motivo alguno, o relacionados con determinados desencadenantes como el frío o el llanto.

En estos casos los niños presentan cuadros de muy pocos segundos de duración (menos de diez, en general) en los que sufren estremecimientos parecidos a los de un escalofrío. El estremecimiento puede ser generalizado o bien localizarse sobre todo en cabeza, labios o brazos. La frecuencia con la que presentan estos episodios también es muy variable y depende de factores como el niño o los desencadenantes, ya que pueden verse unos pocos o bien muchos episodios al día. Siempre son episodios leves de temblores sin ninguna repercusión, y que no se parecen en nada a las crisis que pueden verse en las epilepsias.

En general se trata de cuadros benignos y que suelen remitir de forma espontánea con el tiempo y que no requieren tratamiento específico. Lo más importante suele ser observar la evolución para ver si aparecen signos o síntomas que puedan poner de manifiesto otro proceso como una epilepsia pero esto lógicamente es muy poco frecuente.

2. Problemas frecuentes en recién nacidos. 2.1. Síntomas habituales.

Ictericia o color amarillento del recién nacido.

Qué es la ictericia

La ictericia es un cuadro caracterizado por la presencia de color amarillento en el recién nacido y que se puede ver en los primeros días de vida y bajo unas condiciones concretas. Ocurre casi en la mitad de los recién nacidos y es más frecuente en los varones y en niños en los que hay antecedentes familiares de ictericia. Se produce como consecuencia del aumento de las cifras de bilirrubina en sangre. Esto se debe a que al nacer se produce una rotura de hematíes, las células rojas de la sangre, que son los que contienen esta bilirrubina. Además el hígado capta con menos eficacia esta bilirrubina para poder transformarla y por eso aumentan las cifras en sangre. Esa sustancia es la que produce el conocido color amarillento de los ojos y de la piel. El problema es que esta bilirrubina puede ser dañina para el cerebro del recién nacido bajo determinadas condiciones.

Lo que suele suceder es que el niño presente la conocida y característica coloración amarillenta de la piel, que empieza por los ojos y desciende hacia abajo, pasando de la cabeza al tronco, el abdomen y los miembros. Lo último que se tiñe son las palmas de las manos y las palmas de los pies, lo cual tampoco se ve en todos los niños. La ictericia denominada **fisiológica ó transitoria** es aquella que se caracteriza por ser completamente benigna, que se suele iniciar entre el segundo y tercer día de vida y finaliza entre el sexto y el octavo. Las ictericias que potencialmente pueden ser más dañinas son aquellas que se inician el primer día de vida y se prolongan más allá del octavo día de vida. Las que son potencialmente dañinas cursan con cifras más elevadas de bilirrubina, que potencialmente pueden dañar el cerebro, por lo que siempre se deben consultar.

Un cuadro especial es el que se produce relacionado con la **lactancia** materna. Puede verse en un 1% de los niños que están con lactancia materna de forma normal, siendo lo habitual que se inicien alrededor del cuarto día de vida. Alcanza un máximo hacia las dos semanas de vida y suele remitir alrededor del mes de vida del niño.

Qué problemas puede producir la ictericia

En los cuadros severos y no controlados se puede producir un daño cerebral por paso de bilirrubina al cerebro ya que la membrana que protege al sistema nervioso de esta y de otras sustancias es aún inmadura. Si se presenta este cuadro el niño puede presentar una afectación severa, con movimientos extraños y hasta convulsiones, que puede degenerar en daño cerebral. Es un cuadro muy poco frecuente pero que se ha de prevenir siempre mediante una consulta cuando se aprecia que el niño tiene un color amarillento precoz, intenso o hace movimientos anormales. En los casos en los que haya datos que lo indiquen, como determinados antecedentes familiares, prematuridad, cronología u otros, puede que se solicite un estudio analítico con el fin de comprobar los niveles de bilirrubina en sangre.

Cómo se maneja la ictericia

En los casos leves el tratamiento se basa en una serie de recomendaciones sencillas como la exposición leve del niño a la luz solar. La eficacia de esta medida ha sido discutida pero en caso de que se recomiende lo importante es cuidar mucho que la luz del sol no sea demasiado directa ni que ponga al niño en riesgo de deshidratación, sobre todo en verano. Se recomienda el uso de luz solar indirecta y de forma intermitente. No está tampoco demostrado que aportar más agua al niño ayude a controlar las cifras de bilirrubina. En todo caso no es una mala medida si el niño va a estar más expuesto al sol, para evitar el riesgo de deshidratación, pero siempre con cantidades moderadas y sin forzar al niño a beber. Se deben consultar al pediatra si se deben realizar estas acciones y el cómo hacerlas.

En los casos moderados o con mayor riesgo el pediatra hará un control estrecho del niño para valorar si puede seguir controlándose de forma ambulatoria o si requiere ingreso. Generalmente esta evaluación se realiza tras un estudio mediante analítica de sangre. Los casos graves sí son subsidiarios de ingreso en el hospital para tratamiento aunque esto es poco frecuente.

La ictericia producida por lactancia materna tiene un tratamiento más controvertido ya que puede estar recomendado suspender la lactancia materna, al menos de forma temporal. Pero esto sólo se recomienda en los casos severos, por lo que la mayoría al parecer podrían seguir tomando lactancia materna. En cualquier caso conviene que se haga bajo vigilancia.

El pronóstico en general es bastante bueno, ya que la mayoría de los casos son leves y se resuelven espontáneamente. Es difícil de prevenir ya que no se puede controlar su aparición. Lo que sí se debe hacer es vigilar estrechamente la cronología del desarrollo del cuadro y acudir al pediatra cuando aparezca o incluso a un servicio de urgencias por si procede realizar analítica de sangre.

2. Problemas frecuentes en recién nacidos.

2.2. Manchas, dermatitis, tumoraciones y lesiones en la piel.

Manchas en la piel.

Erupción en la cara o eritema tóxico.

Acné en el recién nacido.

Dermatitis del pañal.

Infecciones por hongos en la piel.

Infección del cordón umbilical u onfalitis.

Hernia en la zona inguinal.

Hernia umbilical.

Aumento de las mamas o telarquia prematura.

2. Problemas frecuentes en recién nacidos. 2.2. Manchas, dermatitis, tumoraciones y lesiones en la piel.

Manchas en la piel.

Es bastante frecuente que los recién nacidos puedan presentar una o varias manchas en la piel, siendo la cara, la parte alta del tórax, los muslos o la región lumbar zonas frecuentes donde se suelen ver. La mayoría de estas manchas son benignas y de hecho muchas de ellas desaparecen en poco tiempo. Pero otras pueden permanecer mucho tiempo o incluso traducir patología. En este apartado se explican cuáles son las manchas más habituales que pueden encontrarse en un recién nacido, se explica cómo distinguir unas de otras y se dan nociones sobre su origen y su pronóstico.

Lunares

Los lunares, también llamados, nevus, son pequeñas manchas de color más oscuro de la piel. Se originan en la propia piel del niño y normalmente se corresponden con alteraciones de la pigmentación. Son los lunares que todos conocemos, sólo que lo normal es que al nacimiento no estén presentes ya que suelen aparecer a las pocas semanas o meses de vida. En caso de estar presentes al nacimiento se deben observar a lo largo de toda la vida del niño ya que —como todo lunar— tienen un potencial riesgo de malignización, mayor cuanto más grande sea. Se debe consultar al pediatra o al dermatólogo si se evidencian cambios de tamaño, color o forma, sobre todo si estos ocurren con rapidez. La mejor forma de prevenir que aparezcan más o que se malignicen con el paso de los años consiste en aplicar cuidados de la piel con higiene diaria y cremas hidratantes. También se debe evitar la exposición solar intensa y usar siempre cremas protectoras.

Angiomas planos

Los angiomas planos son pequeñas manchas en la piel de color rojo claro como las conocidas como «picotazo de la cigüeña» cuando se localizan en la nuca o el «beso del ángel» cuando se ven en el rostro. Son pequeñas, frecuentes y en realidad son tumores benignos producidos como consecuencia de un crecimiento de células de los vasos sanguíneos.

No suelen sobresalir por encima de la piel y pueden ser superficiales (de color rojo más claro) o profundos (de color más azulado). Pueden verse en el momento del nacimiento del bebé o bien en los primeros meses de vida y en general no suelen producir complicaciones. En algunos casos muy concretos puede que sea necesario estudios adicionales, como una biopsia. Lo normal es que la matrona o el pediatra informen sobre estas en el momento del nacimiento o bien unas horas después. En todo caso conviene vigilarlas y comentarlas cuando se lleve al recién nacido a su primera consulta con el pediatra o con la matrona del centro de salud. En caso de observar cualquier cambio que parezca anormal o que llame la atención, siempre se debe consultar. El pronóstico es bueno, lo normal es que se vayan reduciendo. En algunos casos puede que la evolución no sea así por lo que conviene vigilarlos. Las de la nuca pueden persistir años pero generalmente no suponen un problema estético ya que suelen menos visibles.

Mancha mongólica

Es una mancha muy característica, plana y de color gris azulado y difusa que se suele ver por encima de las nalgas del recién nacido. También se denomina «mancha sacra» por su característica localización en la zona del sacro del recién nacido, es decir, justo por encima de las nalgas, en plena región lumbar. A veces puede verse en otras localizaciones, incluso en la cara. Es muy frecuente en recién nacidos de raza negra y asiática y se ve con facilidad en los recién nacidos de raza blanca. Se produce por exceso de células que confieren el típico aspecto oscuro de la piel y no tienen relación con ninguna enfermedad o proceso grave. En caso de que sean muy extensas puede que sea necesario valorar la necesidad de algunos estudios, normalmente analíticas de sangre, ya que en casos muy concretos pueden relacionarse con algunas enfermedades raras del metabolismo, aunque esto es poco frecuente. En general, suelen desaparecer en los primeros años de vida y no suelen requerir tratamiento de ningún tipo.

Manchas Café con Leche

Estas manchas también son relativamente frecuentes. No se conoce el origen en muchos de los casos, aunque en unos pocos sí que pueden estar relacionadas con determinados síndromes. Pueden aparecer en cualquier parte del cuerpo y hacerse visibles durante los primeros meses de vida. Suelen ser de origen genético. Se caracterizan por tener un color marrón claro que recuerda claramente al del café con leche, motivo por el cual han adoptado este nombre. Suelen ser claras y de forma redonda u ovalada y de bordes nítidos, además de planas. Normalmente si son solitarias no suelen tener problemas añadidos y no requieren de ningún estudio adicional salvo la observación periódica para ver que no aparecen más. Cuando hay al menos tres manchas de estas características, sobre todo en zonas como las axilas, el pecho o el área inguinal, conveniente consultar al pediatra para que estime si se deben pedir estudios enfocados a descartar algunas enfermedades que suelen asociar este tipo de manchas. En muchos casos la presencia de estas manchas se produce de forma aislada y no traduce ninguna enfermedad o problema. En los casos en los que sean más numerosas sí puede tener relación con algunos síndromes, por lo que su presencia siempre debe ser comentada al profesional.

Manchas en vino de Oporto

Son manchas de color morado que suelen estar presentes desde el nacimiento y son poco frecuentes, siendo bastante menos habituales que los angiomas planos. Su origen reside en una malformación de los vasos sanguíneos más superficiales de la piel. Suelen ser extensas y se localizan sobre todo en la cara y el cuello de los recién nacidos. Su forma recuerda a la de una mancha de vino que hubiera caído sobre la piel del niño. Su color morado oscuro, violáceo, también es llamativo y sirve para distinguirlas de los angiomas planos, que son más rojos. El principal problema de estas manchas es que tardan años en desaparecer o bien no lo hacen nunca. En algunos casos concretos y con el tiempo puede que estas manchas aumenten de tamaño o de grosor. Algunos tratamientos como el láser parece que han mostrado utilidad en el control estético de estas lesiones.

Nevus de Ito

Es un tipo concreto de lunar que de forma típica se localiza en la zona del hombro, tanto por delante, por encima de la clavícula, como en la espalda, en la región del omóplato. En caso de ser de gran tamaño se puede beneficiar del uso de ciertos tratamientos como determinados tipos de láser.

Lentígines

Son lesiones muy pequeñas de color marrón y de aspecto ovalado que parecen pecas, pero la diferencia con estas es que el sol no influye en su coloración. Pueden verse tanto en piel como en mucosas, por lo que por ejemplo no son raras de encontrar en los labios, dentro de la boca o incluso en las conjuntivas de los ojos. En general el pronóstico es bueno salvo que asocien algún proceso, lo cual es poco frecuente y suele verse cuando tienen muchas de estas lentígines.

Petequias en un recién nacido

Las petequias son lesiones puntiformes de pequeño tamaño y de un color morado oscuro (que recuerda al vino) que se localizan en piel. Normalmente se asocian a enfermedades graves pero también pueden estar producidos por presión en el tórax causada en el proceso del parto, que es el mecanismo que suele darse cuando se ven en los recién nacidos. A veces se ven también debidas a circulares de cordón que comprimen el cuello del niño y que generan el mismo mecanismo de presión venosa en el cuello. Son lesiones de tamaño de un milímetro de color rojo vinoso que se suelen ver en parte superior del tórax, cuello y en cara del recién nacido. Siempre deben ser valoradas por el pediatra nada más aparecer, para constatar que las petequias pueden ser fruto del parto y que no hay signos de otros procesos que las puedan estar provocando. En los casos en los que pueda haber duda o factores de riesgo de infección puede que sea necesario realizar alguna prueba como una analítica. En los casos en los que el mecanismo de producción haya sido una compresión del tórax o del cuello no suelen necesitar tratamiento, ya que estas lesiones son benignas y desaparecen al cabo de varios días. El pronóstico en general es muy bueno, la excepción serían los casos en los que puedan estar producidas por otros motivos como una infección.

2. Problemas frecuentes en recién nacidos. 2.2. Manchas, dermatitis, tumoraciones y lesiones en la piel.

Erupción en la cara o eritema tóxico.

Qué es el eritema tóxico

El eritema tóxico de los recién nacidos es una erupción cutánea frecuente en los niños con pocos días de vida, con una presentación y evolución por definición benignos y transitorios. En algunos sitios se conoce a estas manchas como «engordaderas». Se puede ver hasta en la mitad de los recién nacidos sanos, por lo que hay quien piensa que es una variante de la normalidad. El origen no está claro y se cree que reside en un cuadro de respuesta de hipersensibilidad de la piel como fenómeno de adaptación a la vida fuera del útero. En cualquier caso y por definición es un cuadro leve, transitorio y que no produce secuelas.

Suele aparecer entre el primer y el segundo día de vida y dura hasta el cuarto ó quinto, aunque no es raro verlo aparecer y desaparecer un poco más tarde. Las lesiones típicas son unas pequeñas manchas de menos de medio centímetro y de color rojo, por el cuerpo pero con predominio en la cara y en la parte superior del tórax y que no suelen verse ni en las palmas de las manos ni en las plantas de los pies. Suele haber un punto blanco en medio de las manchas que es lo que le da el aspecto característico y que permite el diagnóstico. A veces puede confundirse con el acné del recién nacido, un cuadro que es menos frecuente (véase el tema siguiente). En general no produce ninguna complicación.

Cómo se maneja

El tratamiento es completamente sintomático, es decir, aplicar los cuidados normales de la piel del recién nacido, con actitud expectante. La evolución normal es su desaparición en unos pocos días. El pronóstico es muy bueno, ya que desaparece en pocos días. No se puede prevenir su aparición pero sí consultar al pediatra cuando aparece, sobre todo en caso de que no se tenga claro su significado.

2. Problemas frecuentes en recién nacidos. 2.2. Manchas, dermatitis, tumoraciones y lesiones en la piel.

Acné en el recién nacido.

Por qué puede producirse

El acné en el recién nacido consiste en la presencia de lesiones de acné en recién nacidos o de pocas semanas de vida. Se produce debido a que los folículos pilosebáceos y las glándulas sebáceas se pueden afectar por un exceso de producción de grasa y cuando se obstruyen se produce el denominado comedón. Existe un cierto componente genético ya que hay asociación familiar. Otros factores que influyen en la aparición de acné son algunos cosméticos, cremas o hasta fármacos que puede que esté tomando la madre uy que pasen en parte por la leche materna.

Qué hay que hacer

Los cuadros suelen ser leves y consisten en la presencia de comedones no inflamados. A esta edad las localizaciones más frecuentes son la zona de la barbilla, la frente y las mejillas del niño. En la mayoría de los casos no se requiere ningún tipo de tratamiento ya que el cuadro evoluciona de forma favorable, desapareciendo. En algunos casos esto tarda en ocurrir, por lo que puede que el niño necesite valoración por un dermatólogo. El pronóstico es muy bueno ya que la mayoría son leves y transitorios. Su único problema es que pueda predisponer a cuadros severos en la adolescencia.

2. Problemas frecuentes en recién nacidos. 2.2. Manchas, dermatitis, tumoraciones y lesiones en la piel.

Dermatitis del pañal.

Una dermatitis muy frecuente

La dermatitis del pañal es la dermatitis irritativa más frecuente en los lactantes y se produce por el roce de la zona genital, nalgas parte alta de muslos con el tejido del pañal y por el contacto prolongado de la piel con el propio sudor del niño, sus heces y su orina. Algunas cremas favorecen también su aparición ya que el exceso de hidratación macera la piel. Otros mecanismos de producción son la fricción de la piel por el pañal, la irritación por distintas sustancias como el sudor, la alergia a determinados componentes del pañal, las cremas o incluso algunos detergentes, la piel atópica o seborreica e incluso la presencia de hongos (véase capítulo de infecciones por hongos a continuación) que colonizan la piel al sobre todo en zonas calientes, húmedas y oscuras como la del pañal.

Qué problemas puede producir

Lo normal es que el área del pañal tenga lesiones en las que predomina un componente eccematoso, es decir, la zona se suele poner de color rojo intenso, está inflamada y pueden aparecer pequeñas pápulas, que son pequeñas elevaciones de la piel. Además molesta mucho y genera un picor intenso. Estas dermatitis a veces son difíciles de controlar y se pueden infectar por muchos cuidados que se le realicen al bebé. Algunas veces pueden llegar incluso a ulcerarse, generando mal aspecto y aumentando además el riesgo de infección.

Qué se puede hacer para evitarlas

Lo más importante es mantener la piel de la zona limpia y seca, por lo que se debe huir del uso de jabones en favor del de gasas o toallitas húmedas de un solo uso. En caso de usar jabones estos deben ser neutros, suaves y después se debe dejar secar la zona para que no se macere. También pueden ser útiles las cremas específicas, en poca cantidad, o los preparados en forma de *spray* con sustancias que se evaporan rápido y que producen efecto frescor, como Wickel®. También son útiles preparados como los de la gama Epaderm®, que son hidratantes sin aditivos que se pueden usar en cuadros desde leves a severos y que son aptos para todas las edades. Otros preparados, como por ejemplo la pasta al agua de letiAT4®, acompañan sustancias que frenan el crecimiento de los hongos, con lo que mejoran el pronóstico y aceleran la recuperación. Estos y otros muchos preparados comerciales se pueden adquirir en farmacias, en parafarmacias y en supermercados. Si además existe infección por cándida el pediatra prescribirá cremas con antifúngicos. A veces los niños se pueden beneficiar del uso de corticoides en pautas cortas pero de forma limitada y solo bajo prescripción médica, ya que tienen efectos secundarios.

Se puede prevenir su aparición aumentando la frecuencia de los cambios de pañal y procurando dejar la zona limpia, seca y al aire durante algunos ratos al día. Suele ayudar el uso de pañales con gran capacidad absorbente. Eso sí, no se debe abusar del exceso de higiene ya que esto puede llegar a empeorar el cuadro por irritación de la zona. También es muy útil no abusar del uso de cremas durante los brotes más agudos, aplicando muy poca cantidad para evitar así que se macere la piel por exceso de hidratación. El pronóstico en general es muy bueno cuando se realizan cuidados adecuados de la piel y se consigue el control de los brotes. Mejora con el paso del tiempo y desaparece completamente en cuanto se puede retirar el pañal.

2. Problemas frecuentes en recién nacidos. 2.2. Manchas, dermatitis, tumoraciones y lesiones en la piel.

Infecciones por hongos. Candidiasis.

Por qué se producen infecciones por hongos en los recién nacidos

Las infecciones por hongos, contrariamente a lo que podría parecer, son muy frecuentes durante las primeras semanas de vida y son un hallazgo común en las consultas de seguimiento del niño sano. Las zonas que más se suelen afectar en los recién nacidos son la boca (se conoce con el nombre de «muguet») y el área del pañal, especialmente si existe una dermatitis del pañal (véase capítulo anterior). La cándida es uno de los hongos más frecuentes, está presente en el medio ambiente y coloniza de forma normal a todos los niños pero solo produce infecciones en situaciones determinadas, como por ejemplo cuando se altera la flora normal de la piel o de las mucosas, como sucede por ejemplo cuando se dan antibióticos.

Qué problemas puede generar una infección por hongos

Las candidiasis en la boca (las denominadas «muguet») son muy frecuentes en los recién nacidos. Se constata porque se ven una especie de placas o manchas de color blanco en la lengua que pueden molestar, dificultando la ingesta. A veces, en el contexto de una dermatitis del área del pañal (véase capítulo anterior), también pueden producirse infecciones leves por hongos. Es raro que un recién nacido tenga infecciones por hongos en otros sitios.

Qué se hace para tratarlas

Las formas leves, que son las habituales en los recién nacidos, suelen ser fáciles de tratar ya que el tratamiento se basa en jarabes, cremas o geles. La respuesta suele ser buena en pocos días, aunque en casos puntuales puede que sea necesario asociar tratamiento oral. A veces existen casos en los que se producen recurrencias con facilidad, en cuyo caso es posible que haya que usar varios antifúngicos o bien tratamientos más prolongados, durante semanas o meses. Tampoco es raro que una infección por hongos en la boca se repita si por ejemplo el niño está tomando lactancia materna y la madre también posee dicha infección en el área del pezón. En general tienen muy buen pronóstico.

Las formas leves se pueden prevenir con una adecuada higiene de la piel y de la mucosa oral, pero que tampoco sea excesiva para no alterar la flora normal. En los lactantes conviene lavar bien las tetinas antes y después de usarlas y cuidar la higiene de las mamas en caso de que esté tomando lactancia materna.

2. Problemas frecuentes en recién nacidos. 2.2. Manchas, dermatitis, tumoraciones y lesiones en la piel.

Infección del cordón umbilical (onfalitis).

Por qué se puede infectar el cordón umbilical

Todos los recién nacidos conservan parte del cordón durante los primeros días de vida y debe considerarse como una herida o puerta de entrada para infecciones. De hecho, el mayor riesgo que presenta esta estructura es el de infección, llamada onfalitis. Esta es una infección localizada en el cordón umbilical del recién nacido que se suele ver más en niños prematuros y es más frecuente entre los 5 y los 9 días de vida. La causa suelen ser bacterias que están en el ambiente y que se depositan en el cordón, donde pueden crecer si no se realizan los cuidados adecuados. A veces esta infección puede adquirirse si se manipula el cordón sin un lavado previo o adecuado de manos. La colonización de bacterias es normal y se inicia en el momento del parto, motivo por el cual se deben cuidar mucho los cuidados de esa zona.

Predisponen a la infección del cordón umbilical eventos como la rotura prematura de membranas antes del parto, los partos en madres con infecciones o los que se producen con el líquido amniótico infectado. También existe mayor riesgo en los recién nacidos prematuros (los nacidos antes de la fecha prevista) y en los que tienen que permanecer ingresados por otros motivos. En los partos que se realizan en los domicilios puede existir más riesgo si hay menos medidas de higiene que los que se realizan en un hospital.

Qué problemas puede producir la onfalitis

Normalmente se inicia como un cuadro de inflamación en la zona del ombligo, aunque el problema es que esto no siempre es del todo evidente, de forma que los primeros síntomas pueden surgir en forma de irritabilidad, mala tolerancia a las tomas e incluso vómitos. En la zona del ombligo el niño puede presentar una respuesta dolorosa si se le toca, con signos de inflamación más o menos evidentes que se pueden acompañar incluso de secreción por el ombligo, que puede llegar a ser maloliente. Ante cualquiera de estos datos se debe consultar siempre en un servicio de urgencias.

Hay otros signos que son indicativos de que el cuadro está más avanzado, como el color morado o negro de la zona de alrededor del ombligo, aumento de la inflamación, ruido de crepitación al tocar la zona o un intenso dolor y llanto del niño. Cuando la enfermedad entra en una fase grave el niño puede tener mal color, fiebre, baja temperatura, mal tono muscular e inapetencia por el alimento (véase el capítulo de signos de alerta en los recién nacidos). En estos casos siempre se debe acudir de manera urgente a un servicio de urgencias pediátrico.

Si la infección progresa, puede ir profundizando e ir afectando tejidos. En caso de afectar a la piel y la grasa que se sitúan por debajo se puede producir un cuadro llamado fascitis necrotizante, que puede ser grave. Si afecta al músculo empeora la gravedad, pero el mayor riesgo es que la infección siga progresando y alcance estructuras como el hígado. Por estos motivos una onfalitis siempre debe ser valorada por un pediatra o por cualquier médico en un servicio de urgencias, sobre todo si la evolución no es buena.

Qué se puede hacer cuando se sospecha

Acudir siempre a un servicio de urgencias. El tratamiento de las onfalitis se realiza en medio hospitalario ya que el tratamiento se basa en la administración de antibióticos por vía intravenosa. En los casos más complicados puede que sea necesario hacer incluso limpiezas quirúrgica de la zona infectada. En los casos en los que no hay complicaciones el pronóstico es bueno si se realiza un tratamiento adecuado y precoz, por lo que es importante acudir a urgencias si el niño presenta signos de infección en la zona del cordón.

Para prevenir este cuadro basta con practicar una serie de cuidados en la zona, como el baño diario, inspección y eventual limpieza en cada cambio de pañal. Resulta esencial el correcto secado del cordón para impedir que la humedad favorezca el crecimiento de los microorganismos. Se le liará una gasa impregnada en alcohol de 70º los primeros días, pero luego se ha de limpiar con alcohol de 70º y mantener bien seco y sobre todo inspeccionarlo dos o tres veces al día hasta su completa caída y cicatrización. Para más detalles sobre los cuidados, consultar el capítulo de cuidados del cordón umbilical.

2. Problemas frecuentes en recién nacidos. 2.2. Manchas, dermatitis, tumoraciones y lesiones en la piel.

Hernia en la zona inguinal.

Qué es y por qué se produce

Una hernia inguinal se produce por que existe salida de contenido del abdomen por el canal inguinal, que está en la zona donde los muslos se unen al abdomen. En la piel del niño esto se aprecia como un bulto o tumoración en esa zona, y es más frecuente en los varones. Se evidencia porque existe una masa en el canal inguinal. Lo normal es que no duela (de hecho, el dolor suele ser signo de complicaciones) y ciertas maniobras como la tos pueden hacer que se incremente el tamaño pues con estas maniobras se aumenta la presión abdominal. También puede ocurrir que la hernia no sea visible de forma continua porque no sea de excesivo tamaño y solo sea visible o palpable con maniobras como la tos o los esfuerzos para la defecación.

Qué problemas puede producir

Una hernia puede ser severa por su tamaño o por las posibles complicaciones que puede presentar. Entre ellas están el que pueda generarse un cuadro de obstrucción intestinal, las incarceraciones (por atrapamiento y falta de sangre y oxígeno), los infartos testiculares (por compresión), la torsión de la hernia u otros. Muchos de estos cuadros son graves, suelen generar un intenso dolor y se deben intervenir de urgencia en caso de producirse.

La **incarceración** es un cuadro grave en el que la hernia queda atrapada fuera del abdomen y no puede volver, por lo que puede quedarse sin aporte de sangre y oxígeno. El tejido herniado puede necrosarse (morirse) y generar un cuadro muy peligroso. La **estrangulación** ocurre cuando la hernia rota sobre sí misma, de forma que se puede quedar sin aporte de oxígeno y sangre, con el mismo o mayor riesgo de necrosis que en la incarceración. La **obstrucción abdominal** se debe sospechar en los casos en los que el niño presente vómitos, aumento de tamaño del abdomen y por supuesto dolor o mal color de piel.

Qué hay que hacer ante una hernia inguinal

El tratamiento es quirúrgico y se enfoca en función del grado de la hernia, de la edad del niño y sobre todo de la presencia de complicaciones o del riesgo de que aparezcan estas. En muchas puede ser adecuado esperar, pero las hernias que presentan dolor o complicaciones se suelen intervenir de forma rápida e incluso urgente, por lo que se debe acudir a urgencias si el niño presenta alguno de los síntomas descritos arriba. El pronóstico es bueno una vez intervenidas pero en un bajo porcentaje pueden aparecer hernias en el otro lado tras un tiempo, algo que hay que vigilar.

2. Problemas frecuentes en recién nacidos. 2.2. Manchas, dermatitis, tumoraciones y lesiones en la piel.

Hernia umbilical.

Qué es y por qué se produce

La hernia umbilical es un pequeño bulto o tumoración que se evidencia justo a nivel del ombligo del niño. Es más frecuente en los prematuros y en los niños de raza negra, y se produce porque no hay un correcto cierre del anillo umbilical, que es una estructura que se cierra tras la caída del cordón umbilical. Si ese orificio permanece abierto, aunque sea de forma parcial, puede que una pequeña parte del contenido del abdomen asome por él, generando esa pequeña masa o tumor. Su aparición se suele favorecer con factores como debilidad de los músculos de la pared abdominal y con el aumento de presión dentro del abdomen.

Qué problemas puede producir

El síntoma evidente es la presencia de un pequeño bulto o tumor en la región del ombligo, que se empieza a ver poco después de la caída del cordón umbilical. A veces no es visible con el niño en reposo pero se puede apreciar cuando el niño llora o hace esfuerzo para defecar, ya que con esas maniobras aumenta la presión dentro del abdomen.

El tamaño de la tumoración es muy variable, desde no ser visible en reposo hasta sobrepasar los cinco centímetros. Es muy raro que presenten complicaciones y en general la evolución es buena. Las complicaciones que pueden presentar son la incarceración y la estrangulación (véase capítulo de hernia inguinal). Ambos son cuadros peligrosos y que deben ser vistos en urgencias. Son muy poco frecuentes en las hernias umbilicales.

En los casos en los que la hernia persiste más allá de los cuatro años de vida o bien sobresale de forma llamativa, presentando una forma que recuerda a un saco que suele apuntar hacia abajo, entonces se puede plantear el tratamiento quirúrgico.

Qué hay que hacer ante una hernia umbilical

La mayoría se cierra de forma espontánea antes de los dos años de vida por lo que no requieren ningún tipo de tratamiento. De hecho, los tratamientos que a veces se hacen colocando esparadrapos o monedas sobre el ombligo pueden ser perjudiciales porque pueden dañar la piel de la zona y no aportan ningún beneficio ni mejoría de la evolución. El pronóstico en general es muy bueno ya que la mayoría evoluciona de forma espontánea a la desaparición antes de los dos años de edad.

2. Problemas frecuentes en recién nacidos. 2.2. Manchas, dermatitis, tumoraciones y lesiones en la piel.

Aumento de las mamas o telarquia prematura.

Un proceso frecuente en recién nacidos

La telarquia prematura o desarrollo de las mamas en los recién nacidos consiste en un desarrollo excesivo del pecho de forma precoz. Es relativamente frecuente en los recién nacidos y sucede de forma transitoria. Se debe a un exceso de sensibilidad del tejido mamario a mínimos niveles de estrógenos que se observa en los recién nacidos de forma leve y transitoria por paso de estrógenos de la madre que produce un aumento de una o de las dos mamas. El aumento suele ser leve y además no conlleva un desarrollo real de la mama, lo cual se aprecia porque no se desarrollan ni areola ni pezón.

Qué hay que hacer si se presenta

El pediatra debe conocerlo para estudiarlo si procede y hacer un seguimiento. Los que se producen en los recién nacidos suelen desaparecer rápidamente pero se suele hacer de la evolución.

2. Problemas frecuentes en recién nacidos.

2.3. Problemas en la cabeza y en el pelo.

La costra láctea (o dermatitis seborreica).

Zonas de calvicie en el pelo.

Cabeza deformada por el parto. Caput sucedaneum y cefalohematoma.

Cabeza grande o macrocefalia.

Otras alteraciones de la forma de la cabeza (o craneosinostosis).

2. Problemas frecuentes en recién nacidos. 2.3. Problemas en la cabeza y en el pelo.

La costra láctea (o dermatitis seborreica).

Una dermatitis que podría ser incluso normal

La dermatitis seborreica o costra láctea consiste en una erupción cutánea en la que se produce una inflamación que hace que se descame la piel con facilidad en la zona afectada. Es una de las más frecuentes en recién nacidos y lactantes de corta edad. No se conoce la causa de por qué se produce y hay hasta quien considera que incluso es una variante de la normalidad que se produciría por un crecimiento acelerado de la piel de la cabeza del niño. No está tampoco claro que haya algún desencadenante que la produzca o la empeore.

Lo más característico de esta dermatitis es la aparición de la conocida como «costra láctea», resultado de la unión de escamas amarillentas producto de la descamación de la piel. Estas placas son de color amarillento ya que predomina un componente graso o seborreico de la piel que puede producir picor. A veces se afectan zonas de la cara como las cejas o incluso otros sitios del cuerpo, generalmente zonas de pliegues, aunque esto ya es menos frecuente. No es raro que esta dermatitis pase desapercibida y a veces se descubra incluso de forma casual ya que puede aparecer de forma muy leve.

Suele desaparecer sola

El tratamiento suele ser muy suave porque en la mayoría de los casos estas dermatitis remiten espontáneamente. Para facilitar que esto ocurra se deben usar jabones y champús neutros y suaves, previa aplicación de aceites vegetales o vaselina, que ayudan a su eliminación. En el caso de que precisen tratamiento en general este se realiza con cremas con base de vaselina para ablandar las costras antes de bañar al niño. El baño es recomendable que sea diario y luego se puede cepillar el pelo usando un cepillo suave que ayude a no generar irritación y por lo tanto mayor costra. Las costras de gran tamaño, con gran picor o con gran inflamación pueden beneficiarse de tratamiento con corticoides en forma de crema, pero este tratamiento no es inocuo y debe ser pautado por el pediatra.

Puede que haya que mantenerlo unos días incluso después de desaparecer las lesiones.

Su evolución suele ser la desaparición espontánea en la mayoría de los casos, aunque algunos pueden perpetuarse o bien desaparecer y luego rebrotar, aunque esto es poco habitual. Suele contribuir el evitar usar sustancias irritantes al lavar el pelo de los recién nacidos.

2. Problemas frecuentes en recién nacidos. 2.3. Problemas en la cabeza y en el pelo.

Zonas de calvicie en el pelo.

Un hallazgo frecuente en recién nacidos

La alopecia, calvicie o pérdida de pelo suele estar presente al nacimiento o a las pocas semanas de vida. En la inmensa mayoría de los casos la presentación va a ser tras el nacimiento y en la forma localizada, es decir, en áreas concretas. Aunque en niños mayores las calvicies pueden estar relacionadas con infecciones por hongos o por cuadros de estrés, en los recién nacidos las calvas suelen estar producidas por el roce del cuero cabelludo con las sábanas del colchón de la cuna. A veces pueden verse porque la técnica del peinado no es buena o los cepillos tiran demasiado del pelo del recién nacido, que es muy suave.

Qué se puede hacer para evitarla

A veces es difícil evitarla porque el niño tiende a apoyar la cabeza siempre del mismo lado. En estos casos puede ser útil hacerle cambios posturales para que no roce siempre con el mismo sitio en las sábanas. Otras veces se puede evitar cambiando la técnica de cepillado o de peinado del pelo o utilizando un cepillo más suave. A veces lo que hace que se pierda el pelo es la técnica de lavado o incluso de lavado, si se utiliza una toalla áspera o se frota con demasiada firmeza sobre una zona concreta. Normalmente cuando se corrigen estas actitudes el pronóstico es muy bueno y la calvicie desaparece.

2. Problemas frecuentes en recién nacidos. 2.3. Problemas en la cabeza y en el pelo.

Cabeza deformada por el parto. *Caput sucedaneum* y cefalohematoma.

Caput sucedaneum.
Una lesión de la cabeza muy frecuente

El *caput sucedaneum* es una lesión que se produce en la cabeza del recién nacido y que está relacionada con el trabajo del parto. Se produce por la roturas de pequeños vasos sanguíneos y la consiguiente acumulación de sangre por debajo del cuero cabelludo del niño. Es algo muy frecuente y que se ve en muchos partos normales, y que a veces hace que los niños tengan la cabeza con esa peculiar forma algo alargada u ovalada, o «de pepino», como se suele decir de forma popular. Esta zona alargada suele ser grande y tener márgenes poco definidos, y se debe a la sangre que se ha acumulado debajo.

Qué problemas puede producir

A veces la cantidad de sangre acumulada es importante y puede tardar en resolverse. Si la cantidad de líquido es elevada, al reabsorberse la sangre pueden aumentar las cifras de bilirrubina, lo que favorece la aparición del cuadro de Ictericia en el recién nacido (véase capítulo de ictericia). Sin embargo, la mayoría de los casos se resuelven espontáneamente en unos pocos días y la la evolución es buena ya que no suele producir complicaciones.

Cefalohematoma.

Una lesión consecuencia del parto

El cefalohematoma es una lesión que se produce en la cabeza del recién nacido y que está relacionada con el trabajo del parto. Se produce por la roturas de pequeños vasos sanguíneos y la consiguiente acumulación de sangre por debajo del cuero cabelludo del niño, pero de forma limitada a las suturas de los huesos del cráneo. Es menos frecuente que el *caput sucedaneum* (véase capítulo anterior). Produce una acumulación de sangre por debajo del cuero cabelludo del niño muy característica ya que se limita a los márgenes definidos por los huesos del cráneo. Por este motivo suelen ser lesiones muy localizadas y en la mayoría de los casos solo se ven en un lado de la cabeza del recién nacido, a diferencia del *caput sucedaneum*, que suele abarcar ambos lados. En muchas ocasiones pueden no ser evidentes al nacimiento, y sí serlo a las veinticuatro ó cuarenta y ocho horas de vida.

Qué problemas puede producir

El cefalohematoma puede asociar con más frecuencia a la presencia de una fisura o una fractura en un hueso del cráneo. La mayoría de las veces, si esta fractura se produce, es simple, lineal y no requiere tratamiento, aunque sí debe ser controlada. Al igual que el *caput sucedaneum* puede contribuir a que aumenten las cifras de bilirrubina, lo que favorece la aparición del cuadro de Ictericia en el recién nacido (véase capítulo de ictericia). En algunos casos tras la desaparición del cefalohematoma puede aparecer una pequeña deformidad ósea que por lo general se termina corrigiendo de forma espontánea. La mayoría de los casos se resuelven espontáneamente mediante la desaparición del cefalohematoma en unos dos o tres meses y no suele producir complicaciones. Sí se debe controlar el riesgo de aparición de ictericia en los casos en los que la lesión sea grande y por supuesto la buena evolución del cuadro.

2. Problemas frecuentes en recién nacidos. 2.3. Problemas en la cabeza y en el pelo.

Cabeza grande o macrocefalia.

Qué es y por qué se produce

La cabeza grande o macrocefalia es un aumento del tamaño de la cabeza en relación a la edad del niño, que se constata mediante la medición del perímetro craneal. Para poder decir que una niño tiene macrocefalia el tamaño de su cráneo ha de ser comparado al del resto de los niños de su edad utilizando unas tablas estandarizadas que se ajustan por edad y sexo. Hay múltiples causas que pueden producir un aumento del tamaño de la cabeza del niño y una macrocefalia no tiene por qué ser sinónimo de patología ya que los niños grandes, con mayor talla o peso también tendrán el perímetro craneal aumentado con respecto al resto de los niños de su edad. También puede ser un rasgo familiar normal si existen antecedentes de macrocefalia en la familia sin ninguna repercusión clínica. A veces existen causas raras que pueden producirla como las hidrocefalias, producidas por un exceso de líquido dentro del cerebro del niño, engrosamientos en los huesos del cráneo (como sucede en algunas anemias ó en el raquitismo), intoxicaciones por vitamina A o ciertas enfermedades congénitas que son bastante raras.

Cómo se actúa cuando se detecta

Cuando un niño tiene la cabeza grande el pediatra suele detectarlo en las primeras revisiones de seguimiento de niño sano mediante la medición y el uso de las tablas de percentiles. En la mayoría de los casos solo hará seguimiento. Y el tratamiento dependerá del proceso que la esté originando. En los casos familiares en los que los padres y otros familiares tienen un perímetro craneal aumentado, no hay síntomas y la evolución es buena, hará seguimiento del desarrollo neurológico de forma estrecha. En los casos en los que el niño presente síntomas añadidos puede que necesite realizar estudios concretos o derivar a otros especialistas. Lo habitual es que se trate de cuadros benignos sin repercusión clínica y que solo sean hereditarios y que evolucionen de forma favorable. En los casos en los que la evolución no sea buena es posible que el niño sea remitido para un estudio más específico.

2. Problemas frecuentes en recién nacidos. 2.3. Problemas en la cabeza y en el pelo.

Otras alteraciones de la forma de la cabeza (o craneosinostosis).

Por qué se puede deformar la cabeza de un recién nacido

Existen alteraciones de la forma de la cabeza que no están relacionadas con el proceso del parto (como sucedía con el *caput sucedaneum* y los cefalohematomas, explicados en un capítulo anterior) ni son alteraciones del tamaño como la macrocefalia. Las craneosinostosis son alteraciones de la forma del cráneo del recién nacido que se presentan cuando una o varias de las uniones que hay entre los huesos del cráneo, denominadas suturas, se cierran antes de lo debido y generan que la forma redondeada que debe tener una cabeza normal se altere. Esto hace que el cráneo tenga una forma anómala.

Cuando el cráneo tiene una forma estrecha y alargada (la que popularmente recuerda a la cabeza de un *alien*) se denomina **escafocefalia**. Esta es la forma más frecuente, aunque puede confundirse fácilmente con deformidades posturales habituales en los prematuros. Si el cráneo es corto, ancho y con frente prominente, es lo que se denomina **braquicefalia**. Un cráneo irregular o asimétrico en general se denomina **plagiocefalia**, una alteración de la forma que puede parecerse a la deformidad que adquieren muchos lactantes al dormir. Si la frente es estrecha y triangular se denomina **trigonocefalia**, mientras que un cráneo estrecho y alto es una **oxicefalia**.

Qué problemas puede producir

Aparte de que estas alteraciones de la forma pueden afectar al desarrollo del niño, es posible que en algunos casos concretos existan otras malformaciones craneales o faciales asociadas, como por ejemplo en la órbita ocular o en el oído medio. Lo general es que si solo se afecta una sutura o el cuadro es leve no haya excesivos problemas, pero por lo general se estudian igualmente. En caso de que se afecten varias suturas o de que la deformidad sea mayor, el cuadro puede ser más severo.

Qué hay que hacer

Ante la sospecha de una deformidad del cráneo siempre hay que acudir al pediatra para consultar. La deformidad postural del cráneo típica de los lactantes al dormir suele ser leve y se corrige solo con cambiar la postura del niño al dormir. Esto ayuda mucho a distinguirla de la plagiocefalia, que es la deformidad a la que suele parecerse. Si el niño responde a medidas como cambiarle de postura al dormir entonces no existe un cierre real de las suturas y la deformidad es reversible, por lo que no se trataría de una craneosinostosis. Es lo que sucede en la mayoría de los casos. En los que sí existe un cierre real se plantea si este es de una o más suturas y por supuesto el tratamiento. En los casos de una sutura el pronóstico en general es bueno pero a veces se plantea la cirugía con fines estéticos. En los casos de afectación de más de una sutura el niño tiene riesgos a nivel cerebral o de afectación de órganos como los ojos ó los oídos. En estos casos se suele hacer cirugía, que se suele plantear entre los tres y los seis meses de vida.

2. Problemas frecuentes en recién nacidos.

2.4. Problemas en los ojos.

Conjuntivitis en el recién nacido.

Ojo bizco (o estrabismo).

Lagrimeo continuo (sospecha de obstrucción del lagrimal).

2. Problemas frecuentes en recién nacidos. 2.4. Problemas en los ojos.

Conjuntivitis en el recién nacido.

Mucho más frecuente de lo que parece

La conjuntivitis en el recién nacido es una inflamación que se produce en la conjuntiva del ojo, que es una capa que recubre la parte blanca de este órgano y la cara interna de sus párpados. Es frecuente a pesar de las medidas profilácticas que se aplican nada más nacer. La mayoría de los casos están producidos por infecciones en general leves y en recién nacidos lo normal es que las infecciones sean bacterianas. A veces favorece su aparición el roce del ojo del niño con las sábanas o la ropa. Siempre debe ser valorada por un profesional ya que algunas, asociadas a determinados síntomas, pueden constituir casos de mayor entidad, aunque esto es poco frecuente.

Qué problemas puede producir

Cuando se producen el niño suele tener la mucosa de la conjuntiva ocular inflamada y un tinte rojizo en la parte blanca del ojo. Además tiene lagrimeo con secreción aumentada, que puede ser transparente o de color verde o amarilla en el caso de que se acompañe de pus. Cuando esta secreción se seca entonces forma las legañas. Suelen iniciarse en un ojo y se contagian fácilmente al otro. Si son bacterianas presentan secreciones más amarillentas y espesas que se acumulan por la noche de forma que al despertarse al niño puede costarle abrir el ojo. Además se puede producir algo de inflamación en los párpados.

Con tratamiento adecuado en general es muy raro que se compliquen pero en los casos en los que la evolución no es buena o el niño empieza a presentar aumento de la inflamación se debe acudir al pediatra o al oftalmólogo. A veces estas infecciones se pueden complicar y alcanzar planos más profundos o afectar estructuras de alrededor como el propio ojo. Por ese motivo siempre se debe consultar cuando el cuadro no evoluciona bien.

Cómo hay que actuar frente a ellas

A veces pueden requerirse pruebas como una recogida de un exudado conjuntival para cultivo, sobre todo en los casos resistentes a tratamiento o que no evolucionan bien. La mayoría se suelen tratar con antibióticos y generalmente la respuesta es muy buena, suelen mejorar en dos o tres días si se cumple el tratamiento. En los casos severos o que no evolucionan bien puede ser necesario asociar otros antibióticos o incluso hacerlo por vía oral. Antes de administrar los colirios suele ser útil limpiar los ojos de secreciones con suero y una gasa suave y estéril, y es importante recordar que no se debe usar la misma gasa para los dos ojos. Los antibióticos se administran generalmente en forma de colirios que hay que usar con frecuencia y, si es necesario, pomadas por la noche. El tratamiento puede prolongarse durante unos días aunque ya no haya síntomas para asegurar la curación completa y reducir el riesgo de contagio al otro ojo o a los padres.

Lo que no se debe hacer es tapar el ojo ya que entonces las secreciones se acumulan y pueden ser perjudiciales. Tampoco debe tocarse el ojo con los extremos de los colirios o las pomadas para que no se contaminen y por supuesto para no dañarlos. Tampoco se deben guardar los botes de colirios usados una vez que se ha completado el tratamiento.

El pronóstico en general es muy bueno si se aplica el tratamiento pautado y se hace un correcto seguimiento. Es importante consultar cuando aparecen síntomas compatibles o cuando la evolución no es la esperada.

2. Problemas frecuentes en recién nacidos. 2.4. Problemas en los ojos.

Ojo bizco (o estrabismo).

¿Es normal que un recién nacido bizquee?

El estrabismo u ojos bizcos consiste en un defecto de alineación de los ojos de manera que no enfocan la misma imagen. El más frecuente en la edad infantil es el denominado concomitante, en el que el grado de desviación no se afecta con la dirección de la mirada. No se sabe exactamente la causa de por qué se produce el estrabismo, sobre todo en los casos en los que se ven en lactantes. Existe un componente genético en estos casos ya que es frecuente que haya casos de antecedentes familiares. A veces, en los primeros días de vida, un recién nacido puede no enfocar bien y aparezcan pequeños estrabismos puntuales que desaparecen en días o semanas. Otras veces se producen solo en las posiciones extremas de la mirada y no tienen importancia. Sin embargo, en otros niños puede que su presencia no sea transitoria.

Qué problemas puede producir

El principal síntoma es que los ojos del niño no están alineados y por lo tanto no enfocan la misma imagen. Esto hace que el cerebro tienda a anular uno de los dos. Esta desviación no siempre aparece por lo que puede no ser un cuadro evidente. Esto hace que ante cualquier sospecha se deba consultar siempre, sobre todo y más rápidamente en los niños más pequeños, ya que el riesgo de complicaciones es mayor cuanto más pequeño es el niño. Una de las más complicaciones más importantes es la posibilidad de ambliopía, es decir, ceguera en un ojo, que se produce sobre todo si la afectación se da en la época de lactante en un estrabismo verdadero que no se detecta.

Cómo se puede actuar ante un ojo bizco

Ante la sospecha de que se pueda estar produciendo un cuadro de estrabismo se debe consultar siempre, tanto más rápidamente cuanto más pequeño es el niño. En los casos de duda puede ser muy útil la evaluación por un oftalmólogo. El tratamiento es más beneficioso y útil cuando se inicia de forma lo más precoz posible. Los parches se usan en los casos en los que el niño asocia un cuadro de ambliopía. Por sí solos pueden llegar a mejorar la alineación de los ojos, de forma que puede que los niños no lleguen a necesitar cirugía. En los casos en los que la evolución no es tan buena puede ser necesaria la cirugía para alinear ambos ojos.

El pronóstico en general es bueno, pero no es nada raro el que se presenten recidivas del cuadro de estrabismo, por lo que los niños que lo han tenido suelen ser seguidos durante bastante tiempo. La mejor forma de prevenir complicaciones consiste en acudir a la consulta en caso de que se intuya que el niño presenta desviaciones oculares, aunque estas se produzcan de forma intermitente

2. Problemas frecuentes en recién nacidos. 2.4. Problemas en los ojos.

Lagrimeo continuo (sospecha de obstrucción del lagrimal).

El lagrimeo continuo

La obstrucción del conducto lagrimal es un cierre total o parcial del sistema de drenaje que permite el paso de las lágrimas desde la superficie del ojo hacia el interior de las fosas nasales. Puede verse al nacimiento en niños que no tienen completamente abierto el conducto lacrimonasal al nacer. Es un cuadro frecuente aunque la mayoría son casos parciales o leves que se resuelven con facilidad. En muchos de estos la causa es la persistencia de una pequeña membrana en la válvula de salida de la lágrima. Pero también se puede ver como consecuencia de infecciones u otros procesos que pueden afectar a este conducto de forma que se generan cicatrices que pueden obstruirlo de forma parcial o total. Es fácil diagnosticarlo con una sencilla prueba que se hace en consulta y que consiste en administrar un determinado colirio que tiñe de color amarillo el ojo. Si el conducto es permeable el colorante desaparecerá y aparecerá por nariz. En caso de no desaparecer es que existe una obstrucción.

Qué problemas puede generar

Los cuadros presentes al nacimiento suelen presentar síntomas en las primeras semanas como el lagrimeo constante y la aparición de secreciones, costras o legañas sobre todo al despertarse el niño. Si la circulación de la lágrima no es adecuada el conducto lacrimonasal se puede infectar, dando lugar a un cuadro conocido como dacriocistitis. También puede ser frecuente ver cuadros de conjuntivitis debido a la mala circulación de la lágrima por la superficie del ojo.

Cómo se puede actuar

En los casos presentes al nacer se suele recomendar la realización de masajes suaves. Si existe abundante secreción a veces se asocian tratamientos antibióticos en colirio con el fin de prevenir posibles infecciones secundarias. En los casos en los que esta técnica no sea suficiente puede ser necesario el uso de inserción de tubos por el conducto o incluso una intervención quirúrgica correctora, que se suele dejar para edades más avanzadas. En los casos en los que el cierre del conducto sucede tras una infección, suele ser necesario la introducción del tubo o bien la intervención quirúrgica. La mayoría de los cuadros presentes al nacer se resuelven de forma espontánea o con medidas leves como masajes suaves que ayudan a abrir el conducto. Solo unos pocos necesitarán tratamientos más complejos como la inserción de tubos o la realización de cirugía. Los cuadros adquiridos suelen requerir tratamiento con tubos o quirúrgico.

Los cuadros congénitos no se pueden prevenir pero sí sospechar si existen antecedentes familiares y se presentan los síntomas. En estos casos el tratamiento con masajes puede ayudar mucho. En los casos secundarios a otros procesos la única forma de prevenirlos es realizar un buen tratamiento del proceso que los puede generar, cumpliendo siempre los tratamientos indicados por el pediatra y manteniendo una adecuada higiene ocular.

2. Problemas frecuentes en recién nacidos.

2.5. Problemas con la alimentación.

Intolerancia a las proteínas de la leche de vaca.

Alergia a las proteínas de la leche de vaca.

Estreñimiento en recién nacidos y lactantes.

2. Problemas frecuentes en recién nacidos. 2.5. Problemas con la alimentación.

Intolerancia a las proteínas de la leche de vaca.

Cuando el bebé rechaza las tomas

La intolerancia a las proteínas de la leche de vaca es una reacción adversa del organismo del niño frente a estas proteínas de la leche de vaca. Los cuadros de intolerancia son relativamente frecuentes y en general tienen buen pronóstico y evolución a diferencia de las alergias a estas proteínas (ver capítulo siguiente), que son menos frecuentes pero más graves y duraderas. No se conoce realmente por qué se produce este cuadro de intolerancia a las proteínas de la leche de vaca. El intestino del lactante podría estar poco desarrollado y eso permitiría el paso de proteínas grandes y mal digeridas. Estas proteínas, al entrar en contacto con el sistema inmunológico del niño, generarían una respuesta anómala.

Los síntomas de intolerancia se dan con el inicio de la lactancia artificial. Los más frecuentes son los episodios de diarrea, los vómitos y la irritabilidad, desencadenada por dolor abdominal. A veces los síntomas son que el niño empieza a llorar durante la toma de leche, llegando incluso a interrumpir la toma de manera que se queda con hambre y vuelve a pedir al poco rato, sucediéndole lo mismo. A veces el único dato visible consiste en que el niño no gana peso de forma adecuada con el inicio de la lactancia artificial. Ante cualquiera de estos síntomas siempre se ha de consultar al pediatra.

Cómo se puede actuar

El tratamiento se basa en evitar la ingesta de proteínas de leche de vaca por parte del niño. Se pueden utilizar fórmulas hidrolizadas, muy caras y que han de ser pautadas por el pediatra. Pueden tener peor sabor que las habituales pero es importante insistir ya que el niño las terminará aceptando y tomando. En los casos en los que sea posible es muy recomendable que se prolongue la lactancia materna todo lo posible ya que proporcionará al lactante los nutrientes necesarios durante los primeros meses de vida. En estos casos la madre debe evitar el consumo de alimentos que puedan contener proteínas de leche de vaca.

Normalmente este cuadro revierte sobre los diez o doce meses de vida y la mayoría de los niños suele tolerar la ingesta de proteínas de la leche de vaca a partir de esa edad. Una de las partes del seguimiento consiste en indicar cuándo empezar a probar de nuevo con esta leche. En ciertos casos la intolerancia puede prolongarse más tiempo o incluso toda la vida, pero suelen ser excepcionales.

2. Problemas frecuentes en recién nacidos. 2.5. Problemas con la alimentación.

Alergia a las proteínas de la leche de vaca.

Cuando la leche produce una reacción alérgica

La alergia a las proteínas de la leche de vaca es una reacción que produce el sistema defensivo del niño frente a la leche de vaca. Es menos frecuente pero más severo y duradero que las intolerancias, por lo que es fundamental que el diagnóstico esté confirmado. Se produce porque ciertas proteínas de la leche de vaca son reconocidas como extrañas por el sistema defensivo del niño, que fabrica una serie de sustancias para defenderse de ellas. El problema es que se desencadena una respuesta defensiva e inflamatoria que puede ser muy perjudicial.

Tras la ingesta de leche de vaca (puede ser tras el segundo biberón de leche artificial) el niño presenta una reacción de urticaria en la que se produce una erupción en la piel llamativa y que puede empeorar. En la piel aparecen los denominados «habones», elevaciones de color rojizo que pican y que suelen ir cambiando de sitio con el paso de las horas. El picor se suele traducir en irritabilidad y llanto difícil de calmar. Esta reacción de urticaria es el cuadro más frecuente, pero no siempre está presente en los niños con alergia a las proteínas de la leche de vaca. A veces lo que ocurre es que los síntomas aparecen en forma de diarrea, vómitos, dolor abdominal o en forma de episodios de asma.

Qué problemas puede producir

Los cuadros de reacción alérgica grave deben ser tratados siempre en medio hospitalario, por lo que se debe llevar al niño a un servicio de urgencias en caso de sospecharlo. Lo más peligroso es la reacción anafiláctica, un cuadro grave que se puede producir tras la ingesta de la leche. Consiste en una intensa inflamación en múltiples localizaciones, pudiendo ser algunas de ellas la garganta o la tráquea con el consiguiente riesgo de dificultad respiratoria. Si el cuadro progresa puede que el niño no regule bien la tensión arterial entrando en un cuadro de shock, en el que existe un importante riesgo incluso para su vida. Estos cuadros, aunque poco frecuentes, constituyen siempre una urgencia real y por eso los padres tienen que evitar el contacto con la leche una vez se conoce el diagnóstico.

Cómo se manejan estos niños

El tratamiento se basa en evitar la ingesta de proteínas de leche de vaca por parte del niño. Se pueden utilizar fórmulas hidrolizadas, muy caras y que han de ser pautadas por el pediatra. Pueden tener peor sabor que las habituales pero es importante insistir ya que el niño las terminará aceptando y tomando. En los casos en los que sea posible es muy recomendable que se prolongue la lactancia materna todo lo posible ya que proporcionará al lactante los nutrientes necesarios durante los primeros meses de vida. En estos casos la madre debe evitar el consumo de alimentos que puedan contener proteínas de leche de vaca.

El niño no debe tomar alimentos que contengan proteínas de la leche de vaca pero tampoco debe compartir utensilios de cocina que hayan podido estar en contacto con este alimento salvo que hayan sido debidamente lavados a temperaturas adecuadas. Siempre se deben mirar las etiquetas de todo lo que se dé al niño ya que el producto más insospechado puede contener leche de vaca. Afortunadamente los etiquetados dan una información detallada de su composición aunque sea de nutrientes presentes en muy pequeñas cantidades. Es importante que los padres sepan distinguir los cuadros de alergia e incluso se manejen bien en el tratamiento de los leves. En los moderados y severos el niño siempre debe ser llevado a un servicio de urgencias.

Para los casos en los que existan reacciones graves existen autoinyectores de Adrenalina que pueden llevar y manejar los padres en el momento en el que se produce la reacción grave. Son dispositivos fáciles de usar y que permiten actuar en solo unos minutos mediante la administración de adrenalina ya que solo hay que quitar un tapón y aplicar el dispositivo sobre el muslo del niño durante diez segundos en caso de que se esté produciendo una reacción alérgica severa.

El pronóstico es bueno ya que la mayoría hacen una remisión espontánea, la mitad entre los dos y los cuatro años de edad. El resto suele hacerlo antes de los diez. Algunos pueden permanecer durante toda la vida pero suelen ser muy pocos.

2. Problemas frecuentes en recién nacidos. 2.5. Problemas con la alimentación.

Estreñimiento en recién nacidos y lactantes.

Definiendo qué es el estreñimiento

El estreñimiento en los recién nacidos o en los lactantes de corta edad es un cuadro muy frecuente y en general benigno, aunque en los niños pequeños es importante tener en cuenta que puede esconder un proceso severo que, aunque por lo general es muy poco frecuente, en caso de presentarse en los primerísimos días de vida siempre debe ser un motivo de consulta y cuando menos de observación, ya que si persiste es posible que requiera de la realización de estudios. Para definir un estreñimiento en un recién nacido o lactante lo importante no es el número de deposiciones al día. Un lactante, sobre todo de pocas semanas, puede hacer un número de deposiciones que pueden estar comprendidas entre una después de cada toma y una cada dos días. Lo normal es que los niños se sitúen en un punto intermedio entre ambas, con varias deposiciones al día.

Lo importante para valorar un cuadro de estreñimiento a esta edad es la consistencia de las deposiciones, más que la frecuencia. Deposiciones muy duras pueden ser consideradas suficientes para sospechar el cuadro. Algunas de las causas que pueden provocar esto son un enlentecimiento en el rimo intestinal o bien otros procesos como la presencia de fisuras anales. En muchos casos el estreñimiento se denomina «funcional», que significa que es un proceso normal dentro del desarrollo del niño y que se relaciona con parámetros como su ritmo intestinal o su alimentación.

Por tanto, los síntomas más llamativos pueden ser un reducido ritmo de deposiciones o la presencia de heces de consistencia dura. Puede que el niño acompañe otros síntomas en función de la causa que esté originando el cuadro, como dolor al defecar (que se traduce en llanto) y hasta presencia de hilos de sangre roja en el caso de fisuras anales. También puede verse irritabilidad, vómitos o el abdomen ensanchado en los casos en los que pueda haber una obstrucción parcial del intestino que favorezca la acumulación de gases. En la mayoría de los casos el estreñimiento será «funcional», es decir, no asociado a ninguna patología.

Cómo se puede actuar en niños tan pequeños

En los casos en los que el estreñimiento es secundario a otro proceso, como una fisura, es fundamental el tratamiento del origen del cuadro. Si el estreñimiento es funcional se pueden aplicar medidas que puedan ayudar a corregir el ritmo intestinal. Una de las más básicas es aumentar el aporte de agua en cantidades moderadas con el fin de hacer más fluidas las heces. Esta medida se debe aplicar con mayor prudencia cuanto más pequeño sea el niño y consultando antes con el pediatra, pero la premisa es que se puede ofrecer agua al bebé, pero nunca se debe forzarle a beber. En los lactantes que ya tomen fruta o cereales se puede incrementar el aporte de estos pero proporcionando agua suficiente para que la fibra que contienen esos alimentos no espese las heces.

Lo que no se suele recomendar es el uso de medicaciones como determinados jarabes, laxantes o incluso enemas. Estas medicaciones tienen importantes efectos secundarios, como alteraciones en el equilibrio de los electrolitos de la sangre. Pero uno de los más importantes es que el niño se puede acostumbrar a su uso, lo cual es absolutamente perjudicial porque no resuelve el cuadro en sí y además se incrementa el riesgo de aparición de otros efectos al usarlos con más frecuencia. En caso de tener que utilizar algún jarabe o preparado se debe consultar siempre al pediatra o al farmacéutico y no hacerlo nunca por iniciativa propia o porque a otro niño le haya ido aparentemente bien. Algunos de estos preparados son el Prodefen®, la Eupeptina® e incluso los supositorios de glicerina. Pero antes de utilizar alguno de ellos se debe consultar a un profesional. En algunos casos puede ser útil el uso de fórmulas de leche artificial denominadas «antiestreñimiento», reconocibles porque llevan las siglas «AE» en el envase. También es muy útil la realización de masajes, como se explicaba en el capítulo de los gases, ya que eso ayuda a eliminar estos y favorecer el tránsito intestinal.

El pronóstico en general es bueno ya que la mayoría son funcionales y suelen ceder con el paso del tiempo y los cambios de alimentación. Se puede prevenir proporcionando al niño una dieta adecuada a su edad con un correcto aporte de alimentos y agua, sobre todo en verano para evitar el riesgo de deshidratación y que se compacten en exceso las heces. Si el estreñimiento es muy evidente en los primeros días de vida del niño se debe acudir siempre al pediatra.

2. Problemas frecuentes en recién nacidos.

2.6. Problemas en huesos, nervios y músculos.

Luxación de caderas.

Fractura de clavícula.

Parálisis braquial o del brazo.

Tortícolis o contracturas del cuello.

Parálisis facial o de los músculos de la cara.

2. Problemas frecuentes en recién nacidos. 2.6. Problemas en huesos, nervios y músculos.

Luxación de caderas.

Cuando las caderas no están en su sitio

La luxación de caderas es un cuadro que se produce cuando la cadera no presenta una disposición normal y la cabeza del fémur no está correctamente alojada en el hueco que le corresponde dentro del hueso de la cadera. A veces lo que ocurre es que la cadera está algo inestable, un proceso muy frecuente en los recién nacidos. Este es un cuadro diferente de las auténticas luxaciones, que son menos frecuentes y en las que la cabeza del fémur del niño está fuera del hueco que le corresponde. En algunos casos la afectación de las caderas puede ser bilateral, es decir, están afectados los dos fémures, de manera que ninguno se aloja correctamente en el hueco que les corresponde.

En los recién nacidos que las padecen suelen existir antecedentes familiares de luxaciones congénitas de caderas. También hay una serie de factores de riesgo que pueden facilitar su producción como el que la madre sea primípara, haya tenido líquido amniótico o sea de talla baja. En los niños los factores de riesgo son tener peso elevado para su edad al nacer y las posturas anómalas o forzadas dentro del útero.

Cómo se detectan en los recién nacidos

En los recién nacidos lo normal es que no produzca síntomas, motivo por el cual se suelen explorar las caderas como parte de la rutina de exploración en el hospital y en las consultas de seguimiento del niño sano. El diagnóstico se basa en la exploración, que es fundamental en los recién nacidos ya que a esta edad la única forma de sospechar el cuadro es mediante la realización de determinadas maniobras en las que suavemente estimula la salida y entrada de la cabeza del fémur en el hueco que le corresponde en la cadera. En caso de notar movimientos anormales el resultado será sospechoso de posible luxación. Estas maniobras no son fáciles de hacer y puede que sea necesario repetirlas ya que muchas veces dan resultados dudosos o que pueden confundir. El pediatra también puede apreciar, en los casos en los que existe luxación, que la pierna afectada puede abrirse menos, que el muslo puede tener aspecto de menor tamaño que el del otro lado y que existe una asimetría entre los pliegues de la zona inguinal. En los casos en los que existe afectación bilateral son mucho menos evidentes las asimetrías ya que ambos lados pueden estar afectados. La ecografía puede ser útil en menores de tres meses, pero puede que haya que repetirla para asegurar o descartar el diagnóstico.

Cómo se actúa en caso de detectarla

Si se confirma una luxación verdadera en menores de seis meses el tratamiento corrector suele realizarse mediante la colocación de un arnés, que es una especie de prenda que sujeta las piernas, o de una férula de escayola. El tratamiento es evaluado a las pocas semanas ya que en caso de buena evolución se continúa con el mismo método pero si no evoluciona de forma favorable entonces se puede plantear tratamiento quirúrgico.

El pronóstico es bastante bueno con tratamiento adecuado y precoz, de lo que se deduce que la exploración en las primeras consultas y antes de abandonar el hospital es muy importante. En los casos que no se tratan el pronóstico sí puede ser malo con problemas a la larga. La exploración de rutina del recién nacido y de las consultas de niño sano incluye la evaluación de las caderas. Aún así esta puede no ser fiable y es muy importante consultar si se tiene la sensación de que el niño mueve menos una de las dos piernas, de que un muslo es más corto que el otro o que los pliegues en la región de la ingle son asimétricos.

2. Problemas frecuentes en recién nacidos. 2.6. Problemas en huesos, nervios y músculos.

Fractura de clavícula.

Traumatismo más frecuente en recién nacidos

La fractura de clavícula en el recién nacido es el traumatismo más frecuente a esta edad y consiste en una rotura, generalmente parcial, de una de las dos clavículas del niño durante el trabajo del parto. Generalmente se produce una rotura solo parcial del hueso, también denominadas «en tallo verde» porque recuerdan a un tallo que no se rompe del todo. A veces se producen fracturas completas que dan cuadros con síntomas más llamativos. Cuando se producen el niño puede presentar menor movilidad del brazo o incluso apenas moverlo debido al posible cuadro de dolor, junto a una posible deformación en el hombro a la altura de la clavícula. A veces, al presionar sobre esta se puede palpar un resalte o escalón y notar un leve movimiento denominado «signo de la tecla» porque es parecido a pulsar una tecla de un piano.

Cómo se soluciona

En los casos leves suele ser suficiente con vigilar el proceso de consolidación ya que este se produce de forma natural en poco tiempo. Las fracturas en tallo verde suelen consolidar en unos diez días, pudiendo tardar unas pocas semanas las que son completas. En los casos en los que se produzca dolor puede que sea necesario inmovilizar el brazo con el fin de reducir los movimientos y permitir una más rápida y mejor consolidación de la fractura. Esto muchas veces se hace con la propia camiseta del niño o con un pequeño y suave vendaje. A veces se puede utilizar un entablillado con el fin de garantizar la inmovilidad de la zona. El seguimiento se realiza en la mayoría de los casos de forma ambulatoria, de forma que el pediatra va comprobando la correcta consolidación del hueso y la buena movilización del brazo. El pronóstico suele ser muy muy bueno, ya que aunque se forman callos de fractura relativamente grandes y que se pueden palpar con mucha facilidad, el hueso consolida muy bien y no queda ningún tipo de deformidad o limitación futura.

2. Problemas frecuentes en recién nacidos. 2.6. Problemas en huesos, nervios y músculos.

Parálisis braquial o del brazo.

Cuando no mueve uno de los brazos

El plexo braquial es un conjunto de nervios que se localiza en el hombro y que llega a los diferentes músculos del brazo y la mano. A veces se produce un daño en este grupo de nervios porque en el trabajo del parto a veces se produce una extensión forzada del cuello del niño, es decir, se estira de forma excesiva. Es el mismo mecanismo por el que se producen las tortícolis del recién nacido (véase capítulo), por lo que es fácil que se encuentren asociados. Las parálisis del plexo braquial son bastante más frecuentes. El mecanismo consiste en que las fibras nerviosas del plexo braquial se estiran, por lo que se inflaman los nervios. En los casos severos puede que estos se lesionen y entonces el pronóstico es más complicado.

El síntoma más evidente es que se suele producir una parálisis que puede afectar a distintas zonas del brazo. Lo más frecuente es que se afecten las regiones del hombro y del brazo, y la mano y la muñeca se suelen afectar con menos frecuencia. La forma más severa del cuadro ocurre cuando se afecta todo el brazo del niño, no pudiendo movilizar ni la parte alta ni la inferior. Esta es la variedad menos frecuente de todas. En los casos en los que pueda existir lesión verdadera del nervio el pronóstico es peor.

Cómo se puede tratar

El tratamiento se suele realizar por los médicos rehabilitadores. En la mayoría de los casos consiste en la inmovilización del brazo, que se pega al tronco con el fin de facilitar el reposo para que baje la inflamación del plexo braquial. Esta inmovilización se mantiene unos diez días, tras los cuales se realiza fisioterapia mediante masajes y movilización pasiva. En los casos en los que a pesar de un correcto tratamiento no evolucionan adecuadamente es necesario plantear la realización de microcirugía, una técnica que exige una preparación de cada caso en particular. Previa a su realización se suelen realizar estudios más complejos. En general la mayoría de los casos, los producidos por inflamación, tienen buen pronóstico, ya que pueden recuperarse en una semana. Sin embargo hay casos en los que tras seis meses el niño aún no moviliza el brazo, por lo que estos pueden requerir tratamiento específico. Esto también sucede si existe lesión en los nervios. Si se sospecha que un recién nacido mueve menos uno de los brazos, se debe consultar siempre.

2. Problemas frecuentes en recién nacidos. 2.6. Problemas en huesos, nervios y músculos.

Tortícolis o contracturas del cuello.

El bebé solo mira hacia un lado

La tortícolis o contractura del cuello en los recién nacidos es un cuadro relativamente frecuente en el que el niño presenta una postura forzada de la cabeza que se debe a una contractura de músculos del cuello, siendo el esternocleidomastoideo el afectado en la mayoría de los casos. Esta contractura se suele deber a un estiramiento del cuello durante el parto, sobre todo en aquellos en los que el trabajo del parto es difícil. Es el mismo mecanismo por el que se pueden producir las parálisis del plexo braquial (véase capítulo), por lo que se pueden ver asociados.

Cuando se produce, se suele ver una inclinación de la cabeza del niño hacia el lado del músculo que está contraído. En ocasiones se puede palpar una pequeña masa localizada en la mitad del músculo contraído y que puede tardar meses en desaparecer. En casos severos y persistentes se pueden producir asimetrías en el cráneo del niño derivadas de la postura forzada. Si el cuadro no se trata a la larga puede generar incluso cuadros de escoliosis, por eso es importante el diagnóstico y el tratamiento precoz.

Cómo se puede actuar

El tratamiento lo realizan los médicos rehabilitadores, a veces con fisioterapeutas. Se inicia de forma precoz y dura meses en función de la evolución. Se potencia la movilización pasiva de la cabeza hacia el lado no contraído de forma suave y sin forzar. La movilización activa se consigue mediante estímulos para que el niño vaya girando la cabeza. Es habitual que luego se continúe en casa con ejercicios. Suele empezar a ser efectivo a partir de los dos o tres meses. En los casos severos o en los que la respuesta al tratamiento no es buena puede plantearse el tratamiento quirúrgico antes de que el cuadro genere deformidades. Con tratamiento precoz el pronóstico suele ser bueno, así que ante su sospecha (cuando el recién nacido tiene la cabeza inclinada hacia un lado y no la mueve hacia el otro) se debe consultar siempre.

2. Problemas frecuentes en recién nacidos. 2.6. Problemas en huesos, nervios y músculos.

Parálisis facial o de los músculos de la cara.

Cuando tiene la cara asimétrica

La parálisis del nervio facial en un recién nacido consiste en un cuadro en el que el niño parece presentar una desviación de la cara al nacer, presentando por tanto un aspecto asimétrico. En la mayoría de los casos la causa suele residir en el propio parto, al producirse una compresión de la cara del niño sobre el canal del parto de forma que se comprime el nervio facial. A veces la compresión se produce por la propia inflamación que se produce en la zona como consecuencia de un parto normal. Esta inflamación comprime al nervio y produce el cuadro. Al observar al niño se aprecia una especie de desviación de la cara hacia el lado sano, que es más evidente cuando el recién nacido llora. Los músculos afectados se desplazan hacia el lado sano, cuyos músculos sí que mantienen el tono muscular normal de su inervación, lo que hace que al llorar la boca se abra de una forma extraña y asimétrica.

También puede verse disminución del lagrimeo y sequedad en el ojo de la zona paralizada y menor secreción de saliva. Normalmente no hay afectación de otros nervios. La recuperación se suele producir en pocos días o semanas, aunque hay casos en los que puede tardar más. El principal riesgo reside en los cuadros que tardan tiempo en recuperarse ya que puede que la afectación sea permanente, aunque esto suele ser poco frecuente. Otras complicaciones pueden ser la presencia de infecciones oculares en caso de que el niño no tenga suficiente lágrima.

Cómo hay que tratarlo

En la mayoría de los casos no es necesario tratamiento ya que es un cuadro transitorio, originado por la inflamación o la compresión del parto. En los casos en los que la evolución no es la adecuada se inician estudios enfocados a conocer su repercusión y posibles causas adicionales. En función de los hallazgos se pueden plantear tratamiento médico o incluso quirúrgico. En general la recuperación se suele producir en pocos días o semanas. En algunos casos la recuperación puede prolongarse durante meses y excepcionalmente hay niños que tardan hasta años en recuperar la movilidad de los músculos afectados. Estos casos suelen ser estudiados con detalle.

2. Problemas frecuentes en recién nacidos.

2.7. Problemas en los genitales.

Fimosis en niños.

Adherencias vulvares (sinequias de labios menores en niñas).

Testículo no descendido (criptorquidia en niños).

2. Problemas frecuentes en recién nacidos. 2.7. Problemas en los genitales.

Fimosis en niños.

Muy frecuente en recién nacidos

La fimosis consiste en un estrechamiento en la parte final del prepucio, que la piel que rodea el glande, que a su vez es la parte final del pene del niño. Este estrechamiento impide retraer el prepucio ya que el orificio final es muy pequeño. Es muy frecuente en la edad infantil y más en niños más pequeños, de forma que está presente de forma natural en casi todos los recién nacidos. La mayoría de los casos son considerados como normales y desaparecen antes de los cinco años pero en los casos en los que el prepucio está más cerrado puede que sea complicado mantener una buena higiene de la zona por lo que a veces se producen retenciones de secreciones o incluso se forman pequeños quistes a partir de esas mismas secreciones. En los casos en los que la fimosis es importante pueden aparecer síntomas como retención de orina, irritación e infecciones.

Qué hay que hacer

La mayoría de los casos se resuelven de manera espontánea con el paso del tiempo, siendo lo normal que antes de los cinco años haya desaparecido. Se debe mantener una buena higiene de la zona y se puede retraer el prepucio durante el baño diario, de forma leve y suave, pero sin forzar ni hacer daño nunca. Es decir, no se debe forzar la retracción del prepucio haciendo daño ya que se puede generar irritación, inflamación y aparición de adherencias que favorezcan la fimosis. En los casos en los que persiste en el tiempo o bien es importante, el tratamiento es quirúrgico. El pronóstico es bastante bueno ya que la mayoría revierte espontáneamente. En los casos subsidiarios de cirugía el pronóstico también es bueno y una vez realizada es más fácil hacer una mejor higiene de la zona, con lo que se reducen en gran medida las complicaciones. Como tratamiento preventivo y desde las primeras semanas de vida, se debe mantener una buena higiene de la zona y se puede retraer el prepucio durante el baño, de forma leve y suave, sin forzar ni hacer daño nunca, ya que se puede producir una parafimosis. No se debe forzar la retracción del prepucio nunca ni producir dolor en el niño.

2. Problemas frecuentes en recién nacidos. 2.7. Problemas en los genitales.

Adherencias vulvares (sinequias de labios menores en niñas).

Un hallazgo frecuente

Las sinequias vulvares son pequeñas adherencias que se producen entre los labios menores de las niñas pequeñas que suelen apreciarse poco después de nacer o a tras varias semanas de vida y que producen la sensación de que estas niñas tienen la vulva cerrada. Parece que se producen por una inflamación de la zona producida por pequeñas retenciones de orina que la irritan. Esta inflamación generaría un leve aumento de flujo que en un momento dado puede llegar a adherir ambos labios menores. Como estas sinequias pueden facilitar aún más la retención de orina, se genera un círculo vicioso que favorece su formación. También puede verse por cuadros de irritación. El hallazo suele producirse por los padres al lavar o al cambiar a la niña o en la exploración en la consulta de seguimiento del niño sano al visualizar los genitales. No suele haber una obstrucción total a la salida de la orina, motivo por el que puede no llamar la atención al menos al comienzo del cuadro. En los casos más evolucionados se puede ver una membrana muy fina que cubre casi toda la zona vulvar, aunque lo normal es que esté abierta al menos en parte.

Qué hay que hacer

La mayoría se suelen resolver con el crecimiento de la niña. Quitarlas de forma manual puede no ser útil ya que se produce una irritación al hacerlo que puede favorecer el que se formen de nuevo. En los casos en estas adherencias favorezcan la aparición de infecciones de orina repetidas puede ser útil la aplicación de cremas con estrógenos o incluso extirpación mediante cirugía. Si se quitan por vía quirúrgica puede ser útil realizar cuidados posteriores mediante una buena higiene de la zona y lubricarla con vaselina u otros lubricantes durante varias semanas para que no se vuelvan a formar. En el resto de las niñas puede ser suficiente con mantener una buena higiene y evitar o prevenir la irritación de la zona para que el cuadro se resuelva solo. El pronóstico es muy bueno porque la mayoría revierten espontáneamente.

2. Problemas frecuentes en recién nacidos. 2.7. Problemas en los genitales.

Testículo no descendido (criptorquidia en niños).

Cuando no se palpa un testículo

Los recién nacidos deben tener ambos testículos descendidos y alojados en sus bolsas escrotales, que es es la piel que alberga los testículos en su interior. La criptorquidia es la presencia de un testículo no descendido y que por lo tanto no se encuentra en la bolsa escrotal al nacimiento. El testículo a veces se puede palpar fuera de su sitio ya que puede estar localizado a lo largo del llamado «trayecto inguinal», que va desde el abdomen, que es donde se forman los testículos durante la vida fetal, hasta la bolsa escrotal, que es donde se alojan definitivamente y donde deben encontrarse al nacimiento. No se conoce la causa exacta de por qué a veces no descienden los testículos. Se cree que puede ser por fallos hormonales o mecánicos como una estrechez del conducto por donde deberían descender.

Cuando esto se produce el hallazgo es que no se palpa el testículo en la bolsa escrotal. Este hallazgo puede hacerse antes de salir del hospital, por los padres en casa o en las consultas de seguimiento del niño sano. A veces lo que ocurre es que hay momentos en los que el testículo puede palparse en la bolsa y otros momentos en los que no. Esto es lo que se denomina «testículo en ascensor» o retráctil, porque sube y baja. En estos casos lo que sucede es que el testículo sí está descendido pero puede ascender por facilidad para luego descender de nuevo sin problema. Por eso hay veces que el testículo es visible (por ejemplo, con el calor) y otras no (por ejemplo, con el frío).

Puede que sea necesario realizar algunas pruebas para su estudio y diagnóstico, ya que muchos casos son solo testículos retráctiles o en ascensor y no verdaderas criptorquidias. En los casos en los que la criptorquidia es real y además es bilateral o se asocia a otras malformaciones el estudio es más profundo. Algunas de las pruebas que se pueden realizar son estudios de imagen como una ecografía o estímulos hormonales.

Qué problemas podría dar un testículo no descendido

Si el testículo no desciende puede dañarse con el paso del tiempo y terminar no pudiendo realizar su función, que es la de generar espermatozoides. También existe un mayor riesgo de padecer ciertos tumores testiculares a la larga, parece que relacionado con un posible menor grado de desarrollo del testículo. Este riesgo se sigue manteniendo aún tras el tratamiento con cirugía. Sin embargo, la mayoría de los casos se resuelven espontáneamente alrededor de los tres meses de vida, descendiendo el testículo y permaneciendo en su sitio. En los casos en los que no desciende por sí solo el tratamiento puede ser hormonal o quirúrgico. En el caso de la cirugía lo que se hace es descender el testículo y fijarlo a la bolsa escrotal. Con ella se previene el daño testicular y el potencial riesgo de complicaciones.

El pronóstico es bastante bueno y la mayoría de los niños que son intervenidos pronto no tienen ningún problema de fertilidad. El único problema a la larga es que en un bajo porcentaje sí podría haber problemas de infertilidad e incluso el riesgo aumentado de padecer tumores. Por ese motivo son importantes la revisiones periódicas de por vida y que el niño, cuando sea mayor, esté entrenado en la autoexploración genital.

2. Problemas frecuentes en recién nacidos.

2.8. Otras dudas frecuentes.

La fiebre en los recién nacidos.

Hallazgo de un soplo cardíaco inocente.

2. Problemas frecuentes en recién nacidos. 2.8. Otras dudas frecuentes.

La fiebre en los recién nacidos.

La temida fiebre

La fiebre consiste en un aumento de temperatura corporal originado por la presencia en la sangre de unas sustancias denominadas «pirógenos», que en general proceden de los virus, bacterias o toxinas de estos que puedan circular por la sangre del niño. La temperatura del organismo varía a lo largo del día, de forma que a primera hora es cuando se tienen las temperaturas más bajas, mientras que a última hora de la tarde la temperatura media suele estar un grado más alta que por la mañana.

Para **tomar la temperatura** se utilizan termómetros digitales ó timpánicos, que parecen proporcionar resultados más precisos. En niños menores de cinco años se recomienda tomar la temperatura rectal, más precisa, durante unos dos minutos. En los mayores puede ser más cómodo usar las axilas, dejando el termómetro unos cinco minutos. Se considera normal alrededor de 37°C, febrícula entre los 37 y los 38°C y fiebre a partir de 38°C.

Podemos considerar que un niño tiene fiebre cuando su temperatura, correctamente medida, supera los 38°C en piel o los 38,5°C en recto. Hay que recordar que se considera normal una temperatura corporal de entre 36°C y 37,5°C, ya que depende de la edad y la hora del día a que se tome. Los niños más pequeños suelen tener más temperatura que los mayores y el cuerpo tiene más temperatura a última hora de la tarde e inicio de la noche que de madrugada o por la mañana. A veces se producen pequeños aumentos de temperatura puntuales tras la administración de vacunas en las primeras semanas, sin ninguna repercusión clínica y sin síntomas de ningún tipo.

Es importante distinguir la fiebre de la denominada «**hipertermia**», un aumento sin control de la temperatura por otra causa como por ejemplo abrigar en exceso a un bebé o un golpe de calor, en el que la piel se pone muy colorada y el niño suda muchísimo. Por lo general la fiebre no es mala en sí misma, mientras que la hipertermia sí que lo es. La fiebre es muy raro que pase de los 41,1°C, ya que normalmente el cuerpo se regula para que la temperatura no pase de ahí. En caso de aumentar por encima, puede que el niño esté falto de agua (deshidratado) además de tener fiebre. Pero una sospecha de hipertermia (temperatura mayor de 41ºC con el niño colorado o muy sudoroso, por ejemplo) siempre debe ser atendida en un servicio de urgencias.

Qué hacer si se constata

Es muy raro que los recién nacidos tengan fiebre. Si el niño tiene menos de uno o dos meses es poco probable que presente fiebre aunque tenga una infección, por lo que es importante vigilar otros síntomas que nos indiquen infección, como mal color, falta de fuerzas o de apetito (véase capítulo de signos de alerta). Hay ocasiones en los que un aumento de temperatura orienta a un exceso de ropa de abrigo o incluso una posible deshidratación por falta de líquidos. Lo niños menores de tres o cuatro meses, con mayor riesgo de infecciones graves, deben ser evaluados siempre en un servicio de urgencias hospitalario por si procede analítica. Algunos signos o síntomas que pueden indicar gravedad son el mal color de la piel, mal estado general del niño o la presencia de mal tono muscular o falta de reactividad al entorno. En estos siempre se debe acudir de forma rápida.

Los menores de un mes normalmente se ingresan para completar estudios y en función del estado del niño y de los resultados de las pruebas se iniciará tratamiento antibiótico. En los niños con edad entre uno y tres meses se valorarán una serie de aspectos. Si cumple criterios de **bajo riesgo** puede ser ingresado en observación espera de resultados o bien seguido de forma ambulatoria. Esta decisión se realiza de forma individual con cada niño ya que aún cumpliendo los criterios de bajo riesgo existen otros que establecen que el niño debe ser ingresado, como por ejemplo que los padres vivan lejos del hospital o que no dispongan de medios propios para acudir de forma rápida si lo necesitan.

En los casos en los que el niño pueda presentar **mal aspecto** (mal color, mal tono muscular, falta de hambre) siempre se le debe llevar a un servicio de urgencias sin demora ya que estos son signos habitualmente de una posible infección severa. Allí se realizarán una serie de pruebas y probablemente se inicie tratamiento intravenoso. En los casos en los que el lactante tenga un aspecto normal el pediatra hará una evaluación que puede estar apoyada por alguna prueba complementaria como analítica de sangre, de orina u otras. En función del estado del niño y de los resultados de las pruebas que haya podido solicitar se determinará la actitud a seguir, que puede oscilar desde el seguimiento en consultas hasta el ingreso hospitalario.

Lo que **nunca se debe hacer en casa** es tratar de bajar la fiebre en un niño menor de tres meses sin que sea valorado antes por un profesional sanitario y menos aún utilizando paños o compresas empapados en alcohol, pues este se absorbe por la piel y puede resultar muy tóxico. En cuanto a los fármacos a utilizar siempre los debe mandar un pediatra, pues las dosis se ajustan por peso y dentro de unos rangos. En niños de pocos meses se suele usar el paracetamol porque se tolera algo mejor y se puede dar con más frecuencia, pero sin abusar porque a dosis altas puede afectar al hígado. El paracetamol se puede dar en forma de jarabe y supositorios y a veces se utiliza tras la administración de vacunas. Pero siempre se han de seguir las indicaciones de los profesionales sanitarios en cuanto a dosis y condiciones de uso.

2. Problemas frecuentes en recién nacidos. 2.8. Otras dudas frecuentes.

Hallazgo de un soplo cardíaco inocente.

Qué es eso de un «soplo cardíaco»

Un «soplo cardíaco» es un ruido suave que a veces se detecta entre los latidos del corazón. Su hallazgo en edad infantil es bastante frecuente y cuando se habla de «soplo cardíaco inocente» significa que por definición no traduce ninguna patología. Sin embargo, para poder catalogar un soplo en el corazón como «inocente» hay que descartar una serie de procesos, poco frecuentes pero que también pueden generar la presencia de un soplo. En los recién nacidos se cree que este soplo se oye en muchas ocasiones debido a las turbulencias que puede producir la sangre en los grandes vasos arteriales y lo que ocurre en el niño es que al tener una pared torácica menos gruesa que el adulto y una frecuencia cardíaca mayor, es más fácil auscultarlo.

El soplo «inocente» se ve en niños sanos y con una exploración normal. Suelen ser soplos que a la auscultación son muy limpios y que se suelen definir como musicales ya que no tienen otros ruidos añadidos. Es normal que varíen tanto con el tiempo como con la postura. En los recién nacidos puede verse en niños que pesen relativamente poco, está presente desde el momento del nacimiento y su presencia puede prolongarse durante semanas. En algunos casos puede que sea necesaria la realización de una ecografía cardíaca. Los soplos de los recién nacidos se suelen producir por bajo desarrollo relativo de las arterias pulmonares pero se suelen estudiar ya que hay que diferenciarlos de algunas malformaciones congénitas que pueden presentar soplos similares.

Qué pronóstico tienen

Los soplos inocentes son benignos por definición aunque es obligado descartar cuadros que lo pueden producir. Es importante observar al niño, acudir a las revisiones pautadas y comentar cualquier síntoma nuevo que pueda presentar el niño. Cuando se escuchan estos soplos en recién nacidos se solicita un estudio ecocardiográfico. Si todo es normal basta con hacer seguimiento, siempre que no aparezcan nuevos síntomas.

Made in the USA
Lexington, KY
18 January 2014